JN037186

睡眠パターン × 働き方 で導く！

あなたの良眠ナビ

監修
小林 孝徳 | ニューロスペースCEO

池田書店

こんな睡眠のお悩み、ありませんか？

本書は、睡眠パターン（クロノタイプ）と働く時間ごとに、
体の調子や仕事でのパフォーマンスを
今よりも良くする、睡眠のとり方を紹介しています。
次のようなお悩みを持つあなたは、ぜひ読んでみてください！

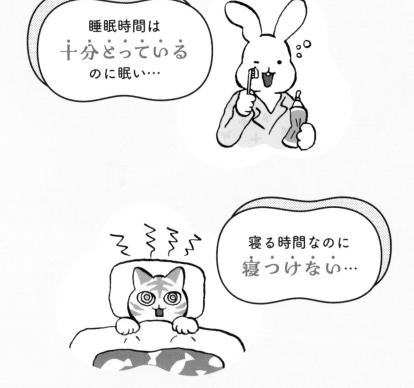

睡眠時間は
十分とっている
のに眠い…

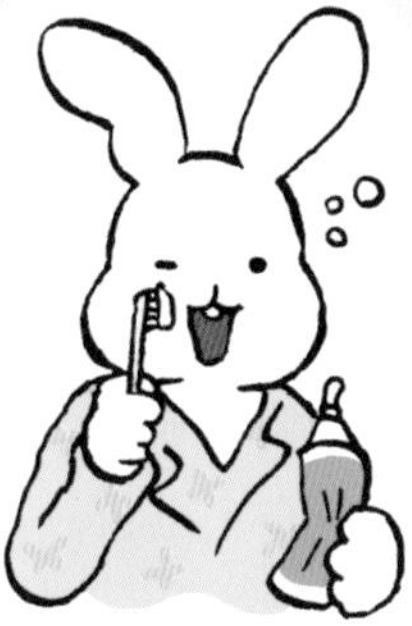

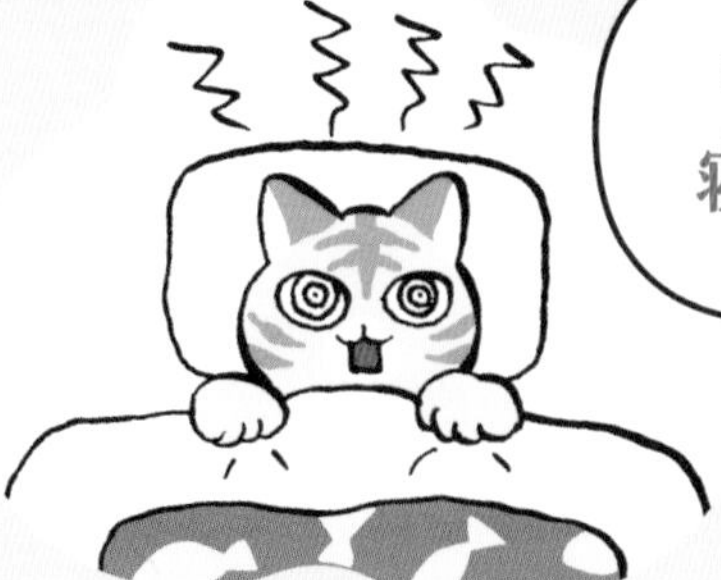

寝る時間なのに
寝つけない…

休日にたくさん
眠ったのにだるい…

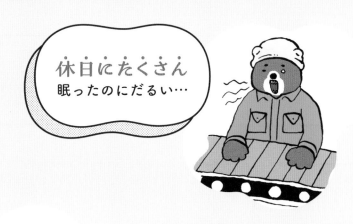

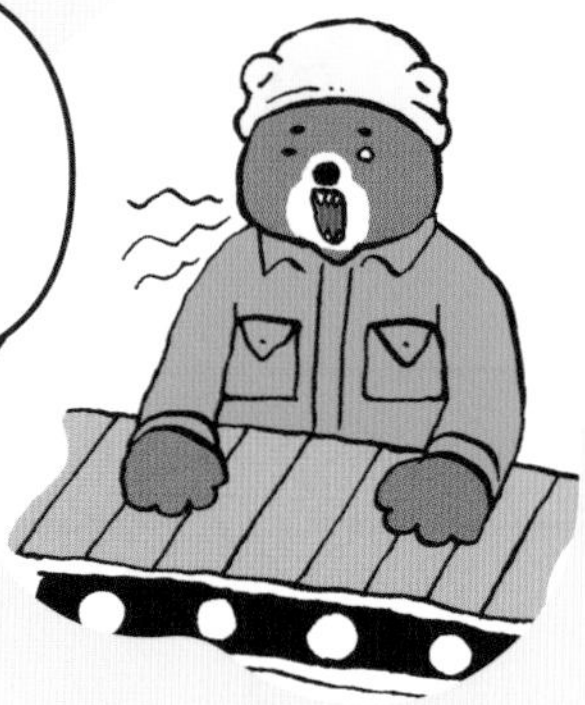

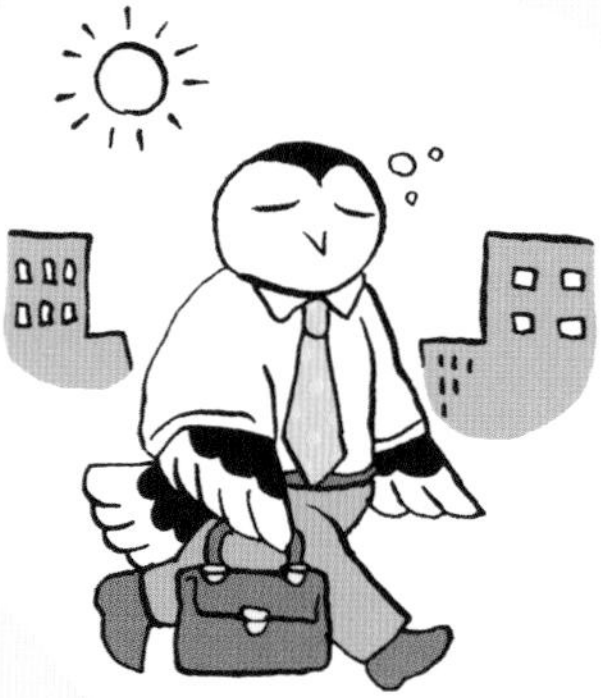

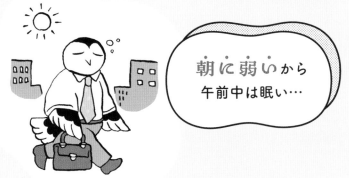

朝に弱いから
午前中は眠い…

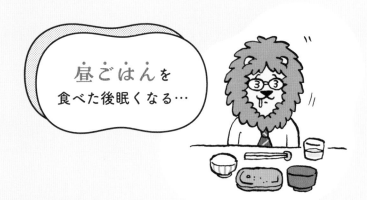

昼ごはんを
食べた後眠くなる…

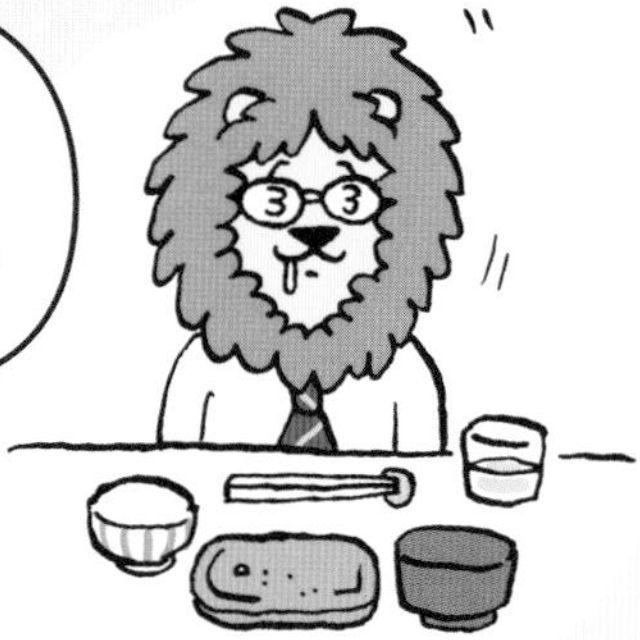

当てはまる人は

さっそく 14ページ からをチェック!

はじめに

良い眠りで暮らしと仕事が変わる

日本では、「睡眠を削ってがんばる」ことが美徳のようにとらえられてきました。その影響もあってか、まだまだ多くの人が睡眠を軽視しがちな傾向にあり、日本人の睡眠時間は、海外と比べて短いことがわかっています。OECD（経済協力開発機構）加盟国の統計でも日本人の睡眠時間はワーストです。

さらにいえば、日本人の5人に1人が、「なかなか寝つけない」「早く目が覚めてしまう」などの睡眠障害で悩んでいるというデータもあります。

そもそも私がSleepTech（スリープ・テック）企業として睡眠にまつわる課題解決に取り組むニューロスペースを起業したのも、自分自身が睡眠障害でつらい思いをしたことがきっかけです。改善の手立てを探る中で、「これは私だけの問題ではなく、社会問題ともいえる事態だ」と気付き、悩みを抱える人に向けて解決策を示す必要があると考えるようになりました。

日本と海外の平均睡眠時間

OECD加盟国のうち、数カ国を抜き出したもの。
アメリカに比べると、日本の平均睡眠時間は1時間以上短い。

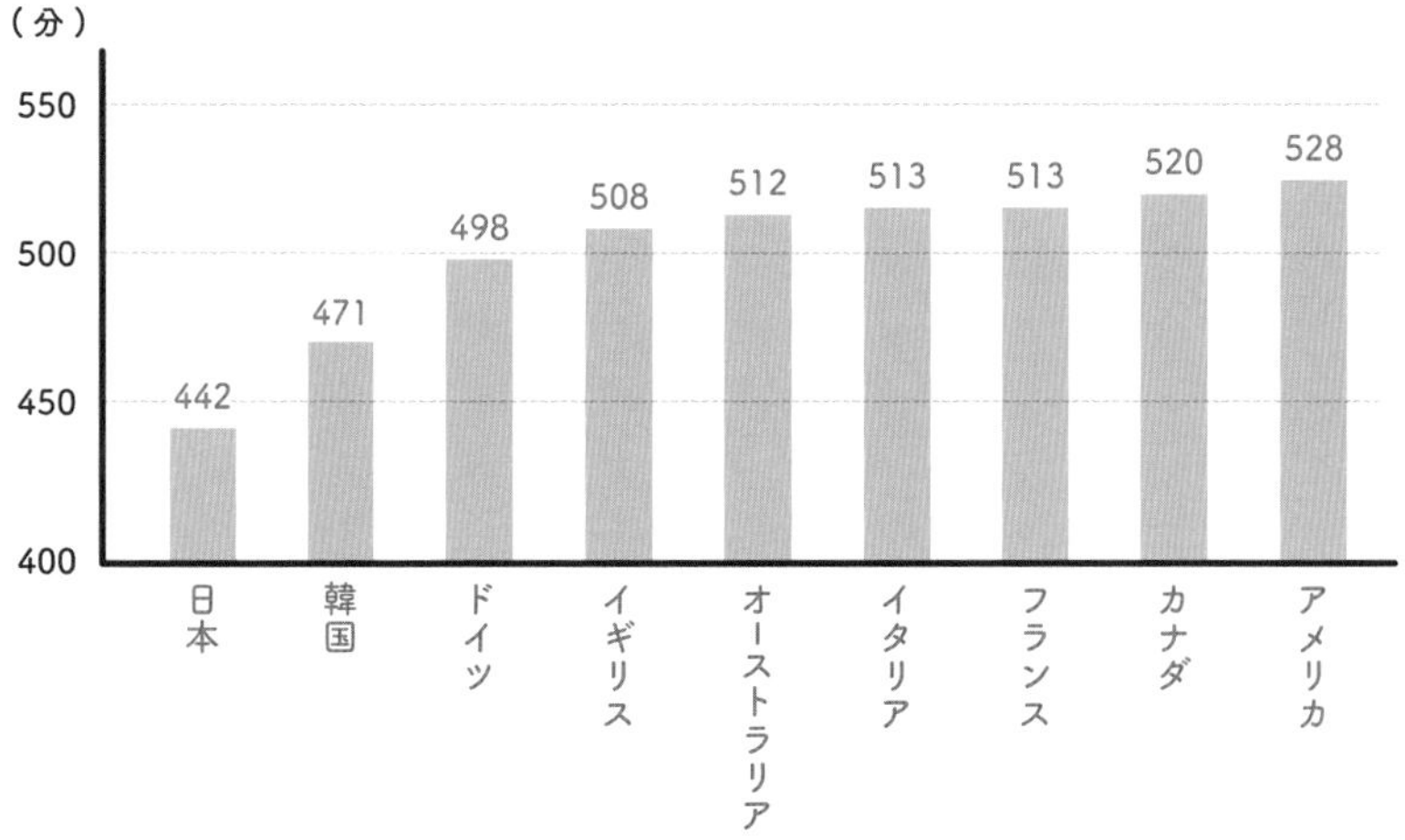

（分）
550
500
450
400
442
471
498
508
512
513
513
520
528
日本
韓国
ドイツ
イギリス
オーストラリア
イタリア
フランス
カナダ
アメリカ

出典：OECD 統計データ「Gender Date Portal 2019」

実際のところ、睡眠不足のつらさは、多くの人に経験があるでしょう。イライラして怒りっぽくなるだけでなく、集中力や判断力も低下してミスも増えます。

そして長期的にみれば、生活習慣病や認知症のリスクが上がり、うつ病などの精神的・身体的な症状への影響もあるとされており、負のスパイラルの入り口になりかねません。

まずは、十分な睡眠時間を確保することを考えてほしいと思います。十分な睡眠時間の平均は一日8時間ですが、適切な睡眠時間は人によって異なり、「朝起きて頭がすっきりしている」「日中に強い眠気が起こらない」など、活動時間に支障がないかで判断する必要があります。しかし、忙しい現代人にとって、必要なだけの睡眠時間をとることが難しい場合もあるでしょう。そんなときは、睡眠の質を高めることを意識してほしいのです。

本書では、良い眠りを得るための基本的な知識や生活習慣のポイントを具体的に紹介しています。

中でも、働く人にとって有用な睡眠のとり方の目安になるのが「クロノタイプ」です。いわゆる「朝型」「夜型」などといわれる分類で、その人がパフォーマンスを最も発揮しやすい時間帯を表します。

それぞれがパフォーマンスを発揮しやすい時間帯に働けるのがベストですが、勤務時間を調整できるフレックスタイム制を導入している企業はまだまだ少なく、現状では「朝が苦手なのに始業が午前8時」などという人は多いでしょう。加えて、夜勤やシフト制など、本来体には負担となる勤務形態で働く人もいるのが実状です。

しかし、そうした場合でも睡眠のとり方を工夫することで、心身への負担を可能な限り軽減し、眠りの質を高めることで得られる恩恵があることを知っていただきたいのです。

ぐっすり眠った後の爽快さは何物にも代えがたい喜びです。

本書を参考に、1人でも多くの人が良い眠りを得られ、健康で快適な毎日を送る手助けになることを願ってやみません。

ニューロスペースCEO　小林孝徳

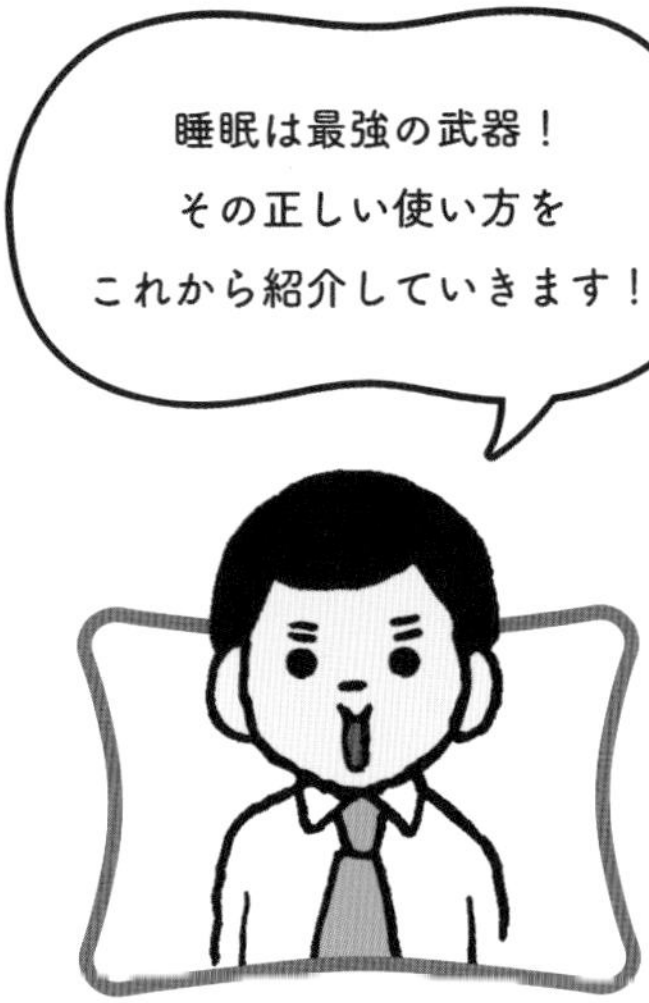
睡眠は最強の武器！
その正しい使い方を
これから紹介していきます！

Chapter 1 良眠のカギ〝クロノタイプ〟

Chapter 2 タイプ別〝改眠〟実践例

Chapter 3 今日からできる良眠テクニック

Chapter 4 あなたの睡眠習慣をチェック

Chapter 1

良眠のカギ “クロノタイプ”

クロノタイプと働く時間帯の組み合わせで9タイプに分け、タイプごとの理想的な睡眠のスケジュールを紹介します。

睡眠のカギは「体のリズム」と「クロノタイプ」

〝早く眠りたいのになかなか寝つけない〟〝途中で目が覚める〟〝睡眠時間は確保しているのに眠気や疲れがとれない……〟。あなたは、こんな睡眠の悩みを抱えていませんか？　心身ともに健康に生きていくために、睡眠はなくてはならないもの。ですが、現代人の生活は平均的に睡眠時間が短く、その質も悪化の傾向にあります。睡眠不足や睡眠の乱れによって、生活習慣病や認知症などの病気のリスクが上がることもわかっています。

質の良い睡眠をとって仕事や勉強の効率を上げたり、一日元気に活動したりするために重要なことは、私たちの体に備わるリズムを乱さないことです。

多くの人は朝起きて、昼に活動し、夜は眠るという24時間で1周する地球の自転の周期に合わせて活動しています。睡眠だけではなく、血圧や体温の調節、ホルモンの分泌といったあらゆる生理機能が、この「体内時計」のサイクルに沿ってい

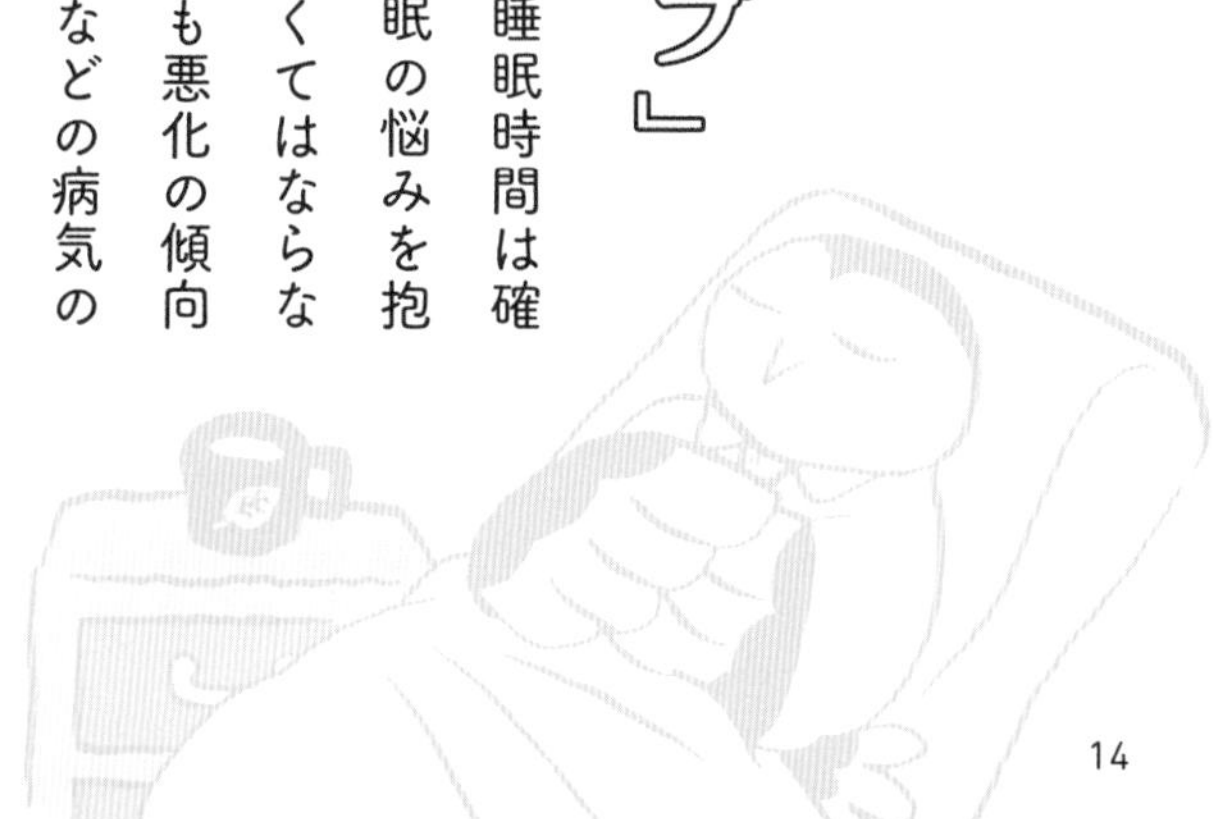

睡眠のリズム

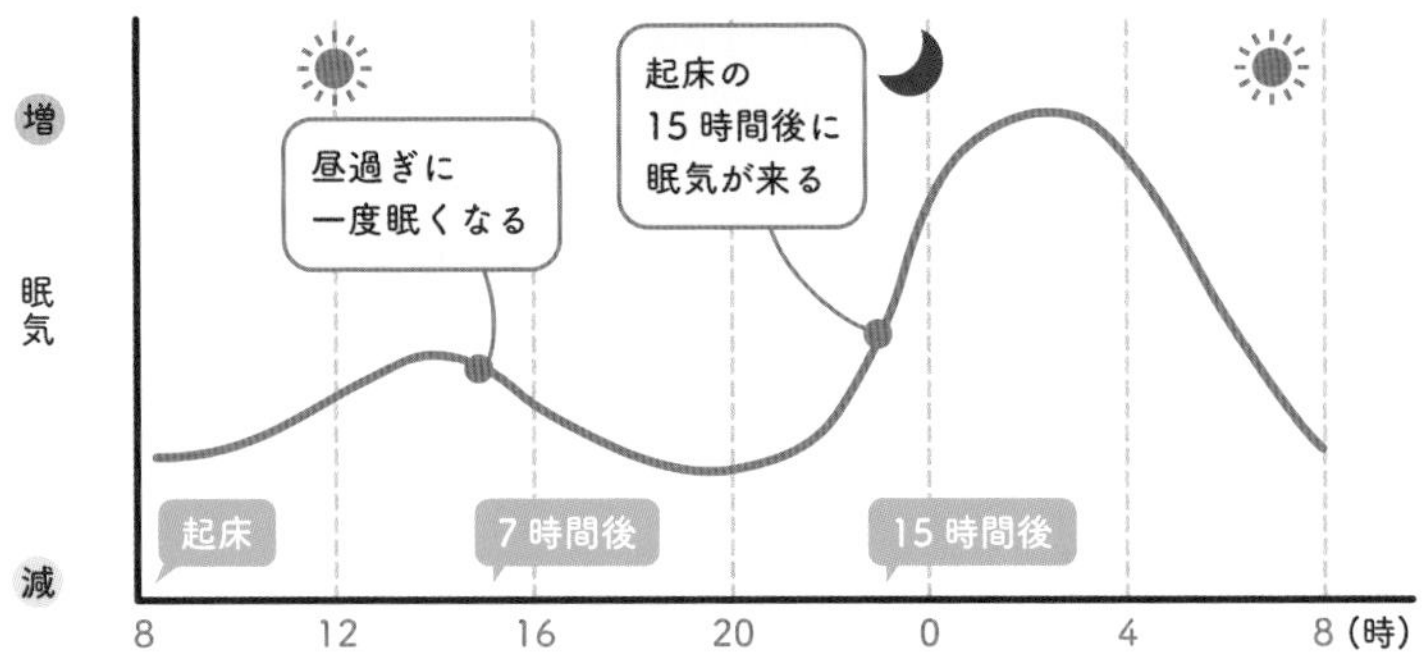
増
眠気
減
昼過ぎに
一度眠くなる
起床の
15時間後に
眠気が来る
起床
7時間後
15時間後
8
12
16
20
0
4
8（時）

8時に起床した場合は、15時間後の23時から24時（0時）にかけて眠気が一気に高くなる。午後に一度眠気が来るのも、体に備わった仕組みによる。

るのです。

私たちの体は、朝起きて光を浴びてから7～8時間後に眠くなる仕組みになっています。そして、起床後およそ15時間後に眠気が高まります。朝6時に起床した場合は、13時くらいに一度眠気が来て、21時くらいから再び眠たくなるというのは、体内時計に沿っているからです。

体内時計を整えて質の良い睡眠を得るためのポイントがあります。

❶ 起床時間を一定にする

平日は毎朝6時に起きている人が、休日だからと昼過ぎまで眠ってしまうと、睡眠のリズムが乱れやすくなります。就寝時間が変わることはあっても、起床時間は極力同じにするというのが睡眠リズムを整える基本です。

❷ 起きたら光を浴びる

朝、日光を浴びて光の刺激が目から脳に入ることで「メラトニン」という睡眠と覚醒を司るホルモンの分泌が止まります。再び、メラトニンの分泌が高まるのがおよそ15時間後。夜勤などで夕方以降に起きるという人は、人工の光を浴びるのでもOKです。

❸ 理想の睡眠時間の平均は8時間

慢性的な睡眠不足という人が多くいます。一日の中でメインとなる睡眠（本睡眠）の理想の時間は平均7～8時間です。人によってこの時間は異なるので、活動時間に支障の出ない睡眠時間を自分の適切な時間だと考えましょう。

❹ 仮眠を活用する

眠気のあるなしに関係なく、仮眠によってその後の活動のパフォーマンスを上げることができます。仮眠は、起床から6～7時間後に15～30分程度とるのが理想です。これより長い時間とると、本睡眠で眠れなくなってしまいます。起

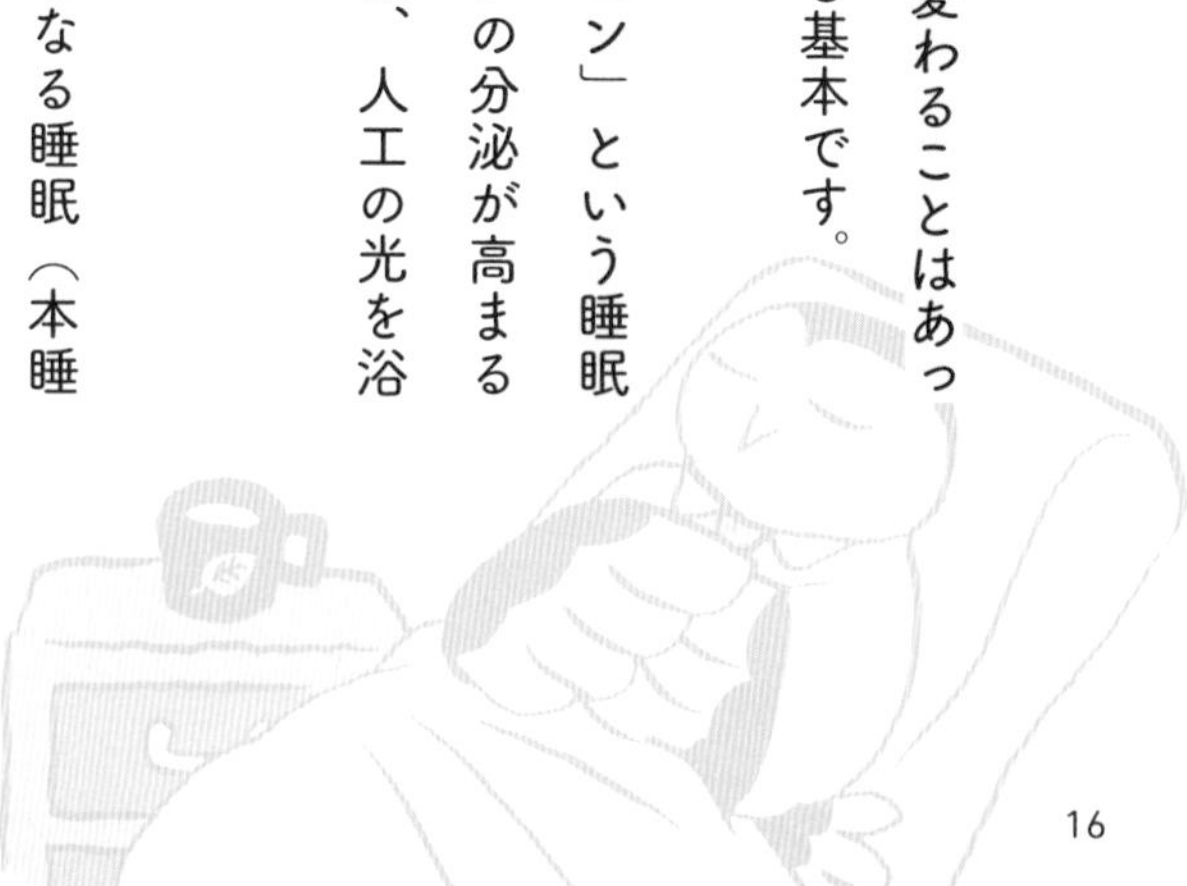

メラトニンの分泌量の変化

※6時起床の人の場合

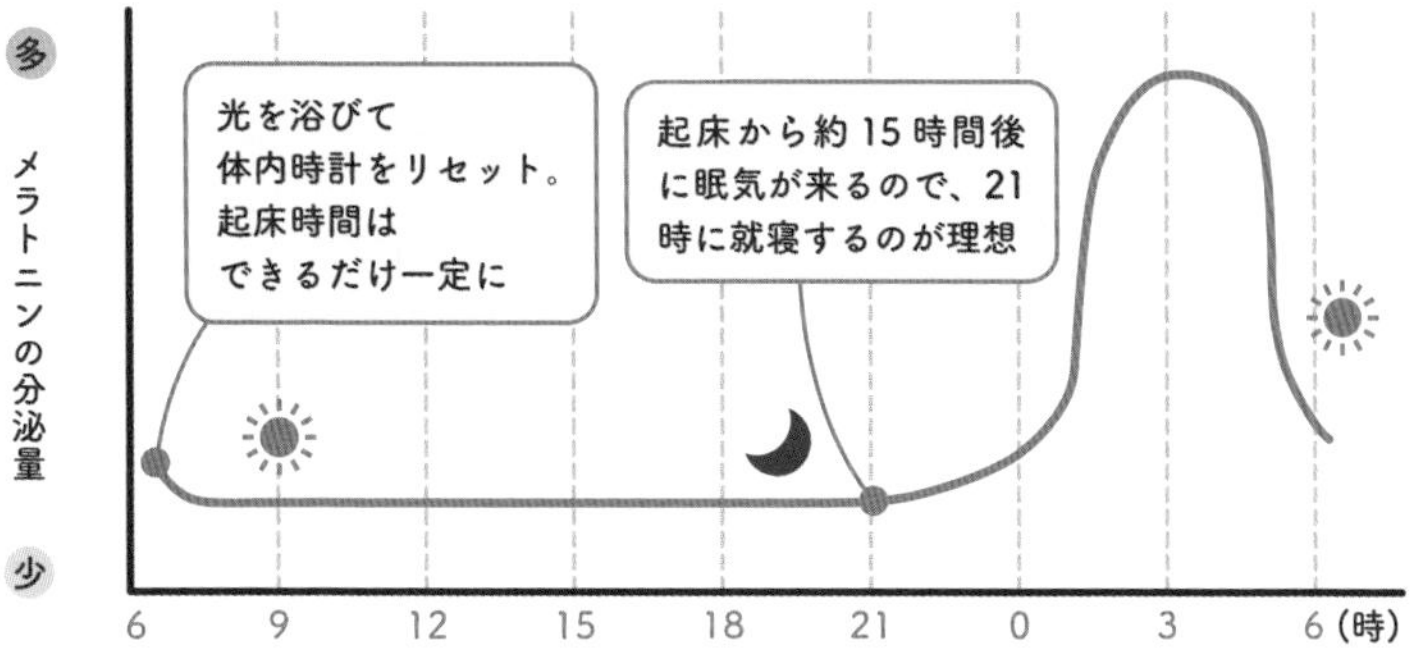
多
少
メラトニンの分泌量
光を浴びて
体内時計をリセット。
起床時間は
できるだけ一定に
起床から約15時間後
に眠気が来るので、21
時に就寝するのが理想
6
9
12
15
18
21
0
3
6
(時)

メラトニンの分泌と睡眠リズムを合わせることが理想。起床時間を一定にして、起きたら光を浴びるという習慣を身につけると、自然と夜の睡眠リズムも整う。

きている時間が長いほど眠気が高まり、よく眠れるようになります。この眠気の度合いを「睡眠圧」といいます。睡眠圧を高めて本睡眠でしっかり眠るためにも、仮眠は本睡眠の8時間前までに済ませます。

まずは、この4つのポイントを意識しましょう。

そして、睡眠の質を改善するには、自分の「クロノタイプ」を知ることも大切です。

クロノタイプについては次のページから説明します。

クロノタイプを活かして睡眠の質をアップさせよう

体内時計に沿った生活が理想なのはわかっていても、朝はどうしても苦手で起きられないという人もいるはず。仕事でも、「朝の目覚めが良く、早朝から元気に働ける」「午前中はイマイチ調子が出ないけれど、夕方から夜にかけて集中力が増す」というように自分が得意な時間帯を感じている人もいるかもしれません。このような睡眠と活動の傾向を「クロノタイプ」といいます。

クロノタイプは、一日のうちの最もパフォーマンスを発揮しやすい時間帯から、朝型・夜型・中間型の3つに分けられます。それぞれの特徴は次の通りです。

朝型…体内時計が24時間ぴったりかそれよりも短いので、その分目覚めるのも早い。朝の活動が得意。

夜型…体内時計が24時間より長いので、その分目覚めるのも後ろ倒しになる。朝

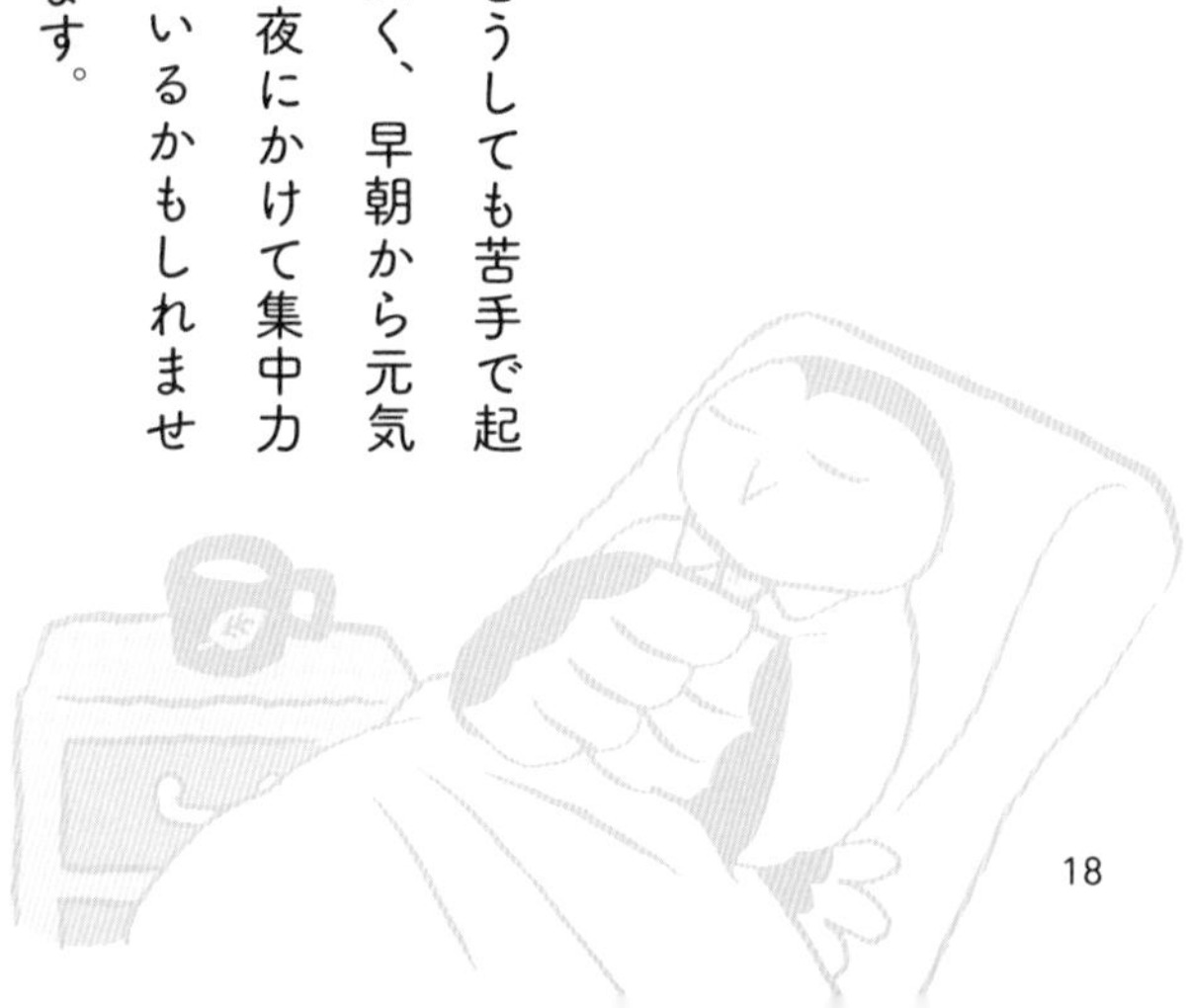

日本人のクロノタイプの割合

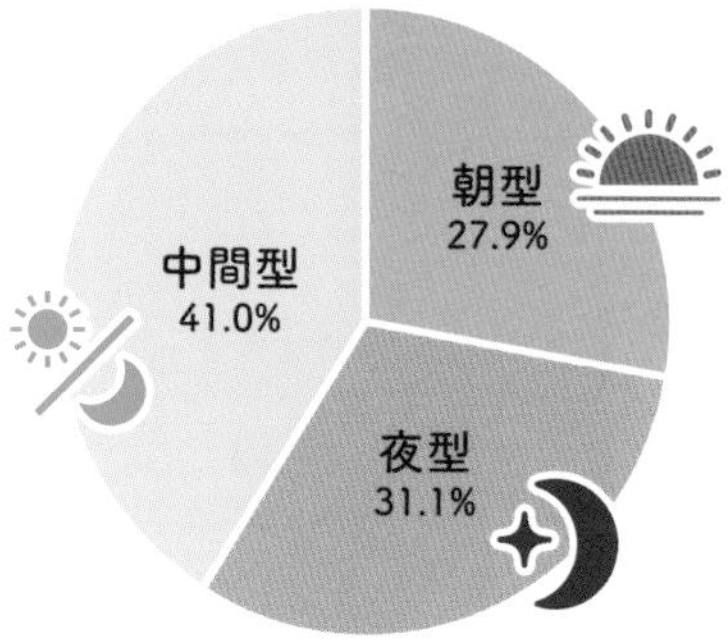

国立精神・神経医療研究センターの調査結果より

中間型が41.0%と多数だったが、朝型と夜型では、わずかに夜型のほうが多いという結果に。朝早くからの仕事が負担になっている人が多いと予想できる。

早く起きるのが苦手な分、夜更かしが得意。

中間型…体内時計が24時間ちょうどか少し長く、朝型と夜型の要素を併せ持つ。

自分のクロノタイプの理想パターンを知っておくと、朝型なら「頭を使う作業は集中力の高い朝に済ませよう」など、仕事にも役立ちます。

自分が持っているクロノタイプの性質に合わせて、働き方や活動スケジュールを立て、その上で15〜17ページで紹介した4つのポイントを意識して生活を整えていくことで、心身にムリなくパフォーマンスも発揮しやすい働き方が実践できます。

それでも、「クロノタイプは朝型だけど、夜勤で働いている」「夜型だけどシフト勤務で朝が早いことも多い」というように、実際に自分の働きやすい時間に働けているとは限りません。自分のクロノタイプと働き方（働く時間帯）が合っていない場合も、睡眠の仕方を工夫するなどの対策が打てます。自分のクロノタイプを理解することは、ムリのない働き方を実践していくための指針となります。

一般的な勤務スタイルは大きく分けて、日勤・夜勤・シフト制の3つ。みなさんの働き方もこのいずれかに該当する場合が多いはずです。

24ページからは、この朝型・夜型・中間型という3つのクロノタイプと、日勤・夜勤・シフト制という3つの働き方をかけ合わせた、9つのタイプに分類して、モデルケースをベースに、理想の本睡眠や仮眠のスケジュール、良質な睡眠をとるためのポイントなどを紹介しています。

まずは、22〜23ページで自分がどのクロノタイプなのかをチェックしてみましょう。該当したクロノタイプとどの勤務スタイルで働いているかで、それぞれの特徴を確認してみてください。

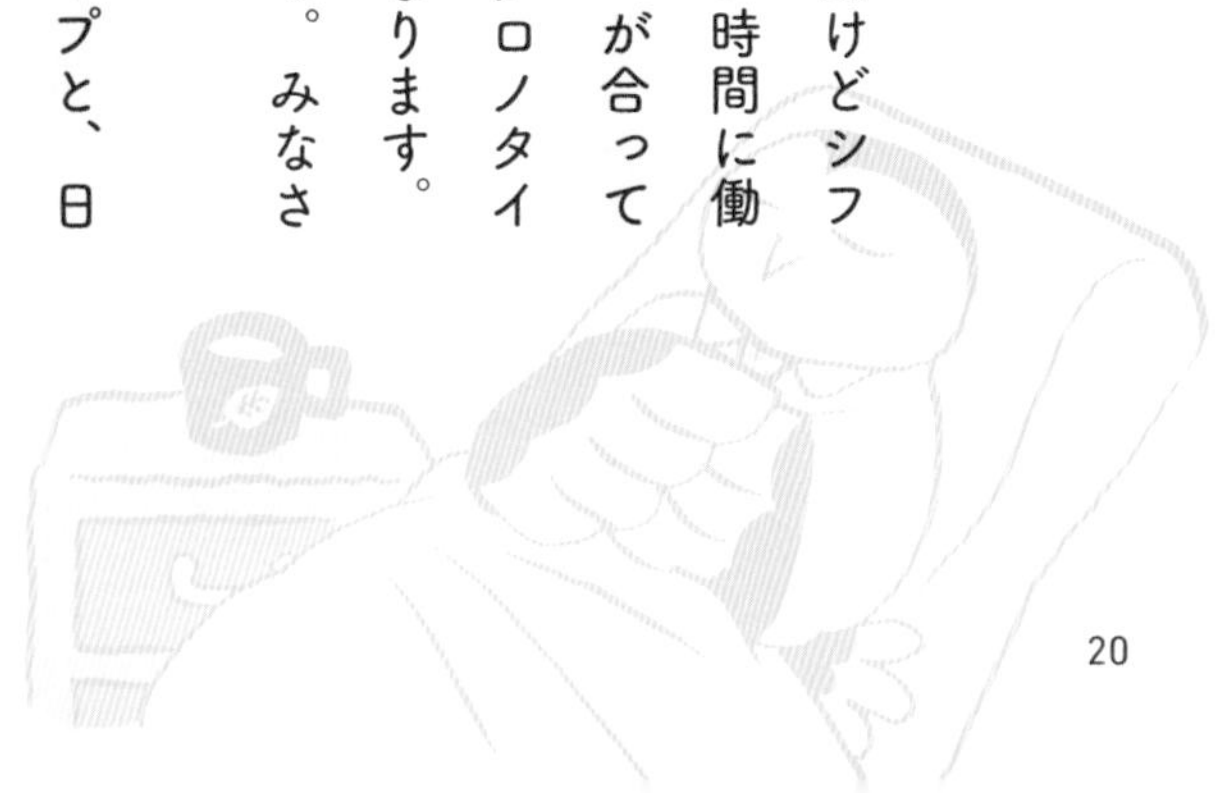

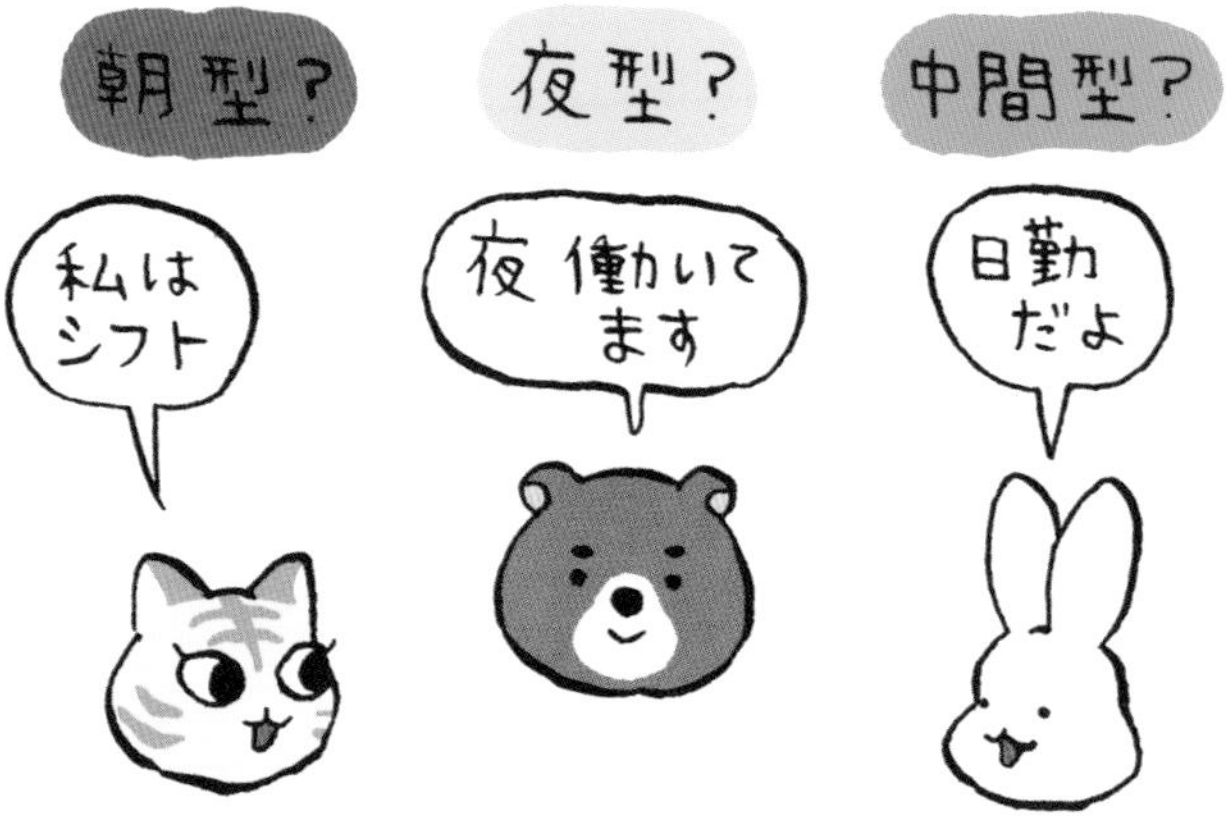
朝型？
夜型？
中間型？
私はシフト
夜働いてます
日勤だよ

自分の「クロノタイプ」をチェック。パフォーマンスを発揮しやすい時間帯を知り、実際の勤務時間と合わせて、どう生活すれば良いかをみてみよう。

各タイプ別の理想のスケジュール、睡眠や食事などのポイントをみていくと、「今の自分と合っているな」「こんなに理想と違うから、いつも疲れていたのか」など、現状との共通点、相違点などがわかります。そうすることで、自分の働き方や生活習慣の改善ポイントも見えてくるはずです。

クロノタイプを知ることは、自分の取り扱い説明書を手に入れるようなもの。ぜひ、24ページからの内容を参考に、自分の生活改革に取り組んでください。睡眠が変われば、人生が変わります！

あなたの
クロノタイプをチェック!

目覚めやすい時間帯や、パフォーマンスが最も高まる時間帯の目安「クロノタイプ」。答えの合計点数から、あなたが朝型・夜型・中間型のどれなのかがわかります。

チェック 1

長期休暇で、明日もゆっくり寝られる!
あなたはどのように眠る?

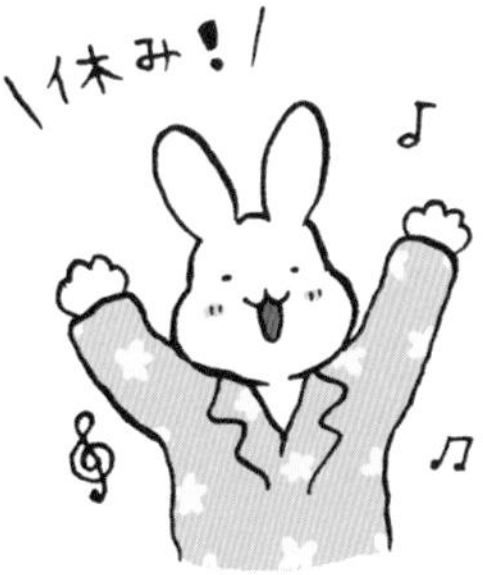

- □ いつもと同じ時刻に寝起きする➡ −1点
- □ いつもより早く眠り、同じ時刻に起きる➡ −1点
- □ いつもより遅く眠り、遅く起きる➡ 3点

チェック 2

起きて、いつもより睡眠時間が短かったと感じるとき。あなたの調子はどう?

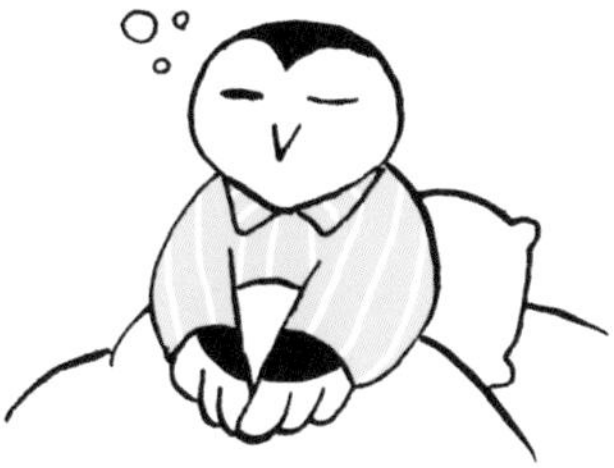

- □ いつもと同じように起きられる➡ −1点
- □ 起きられるが、体がだるく、完全に目覚めるまで時間がかかる➡ 0点
- □ やることがなければ、遅く起きる➡ 1点
- □ 目覚めたときには、寝過ごしていた➡ 3点

チェック 3

起きた直後の、あなたの食事はどう？

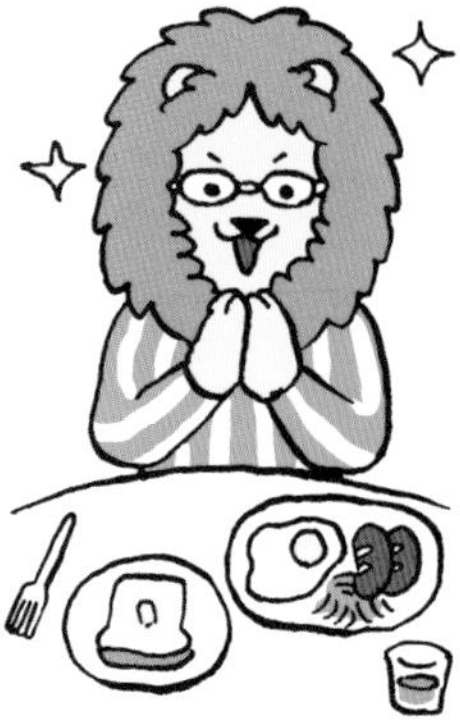

- ☐ すぐにお腹が空いて、
  食事をとりたくなる➡ −1点
- ☐ あまり食べたくないが、
  いつも何となく食べている➡ 0点
- ☐ 起きてすぐに食べられないので、
  食べない➡ 1点

チェック 4

あなたが一日のうちで集中できると感じる時間帯は？

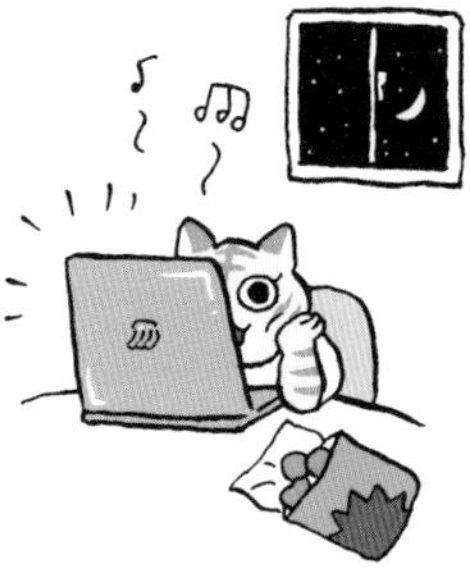

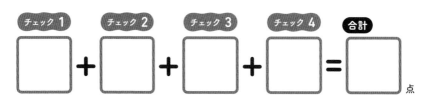

- ☐ 朝一。早朝の運動や家事も問題なし➡ −1点
- ☐ 午前中。午後は少し眠くなる日もある➡ 0点
- ☐ 夕方過ぎ。
  みんなが寝静まった頃、活動的に➡ 3点

チェック 1 ☐ ＋ チェック 2 ☐ ＋ チェック 3 ☐ ＋ チェック 4 ☐ ＝ 合計 ☐ 点

−1点以下	5点以上	0〜4点
朝から元気いっぱい！ **朝型さん**	夜に本領発揮！ **夜型さん**	朝・夜どちらにも染まる **中間型さん**
▶24ページからをチェック	▶32ページからをチェック	▶40ページからをチェック

朝から元気いっぱい！

クロノタイプ

朝型さん

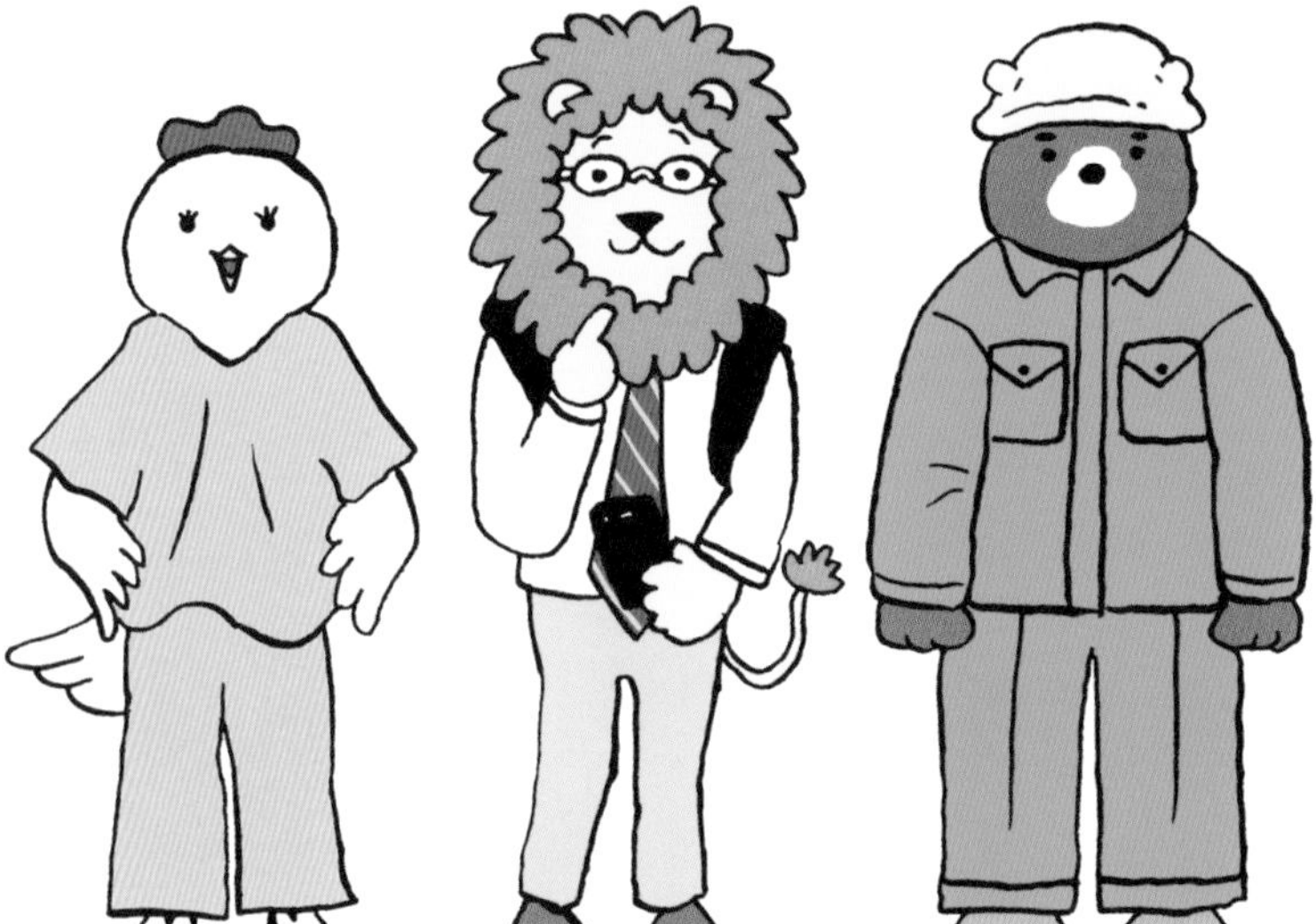

朝型さんの特徴

- 早起きが得意
- 夜になると集中が切れやすい
- 午前中が絶好調
- 不規則な生活だと調子が下がる

朝型さんの一日の体内リズム

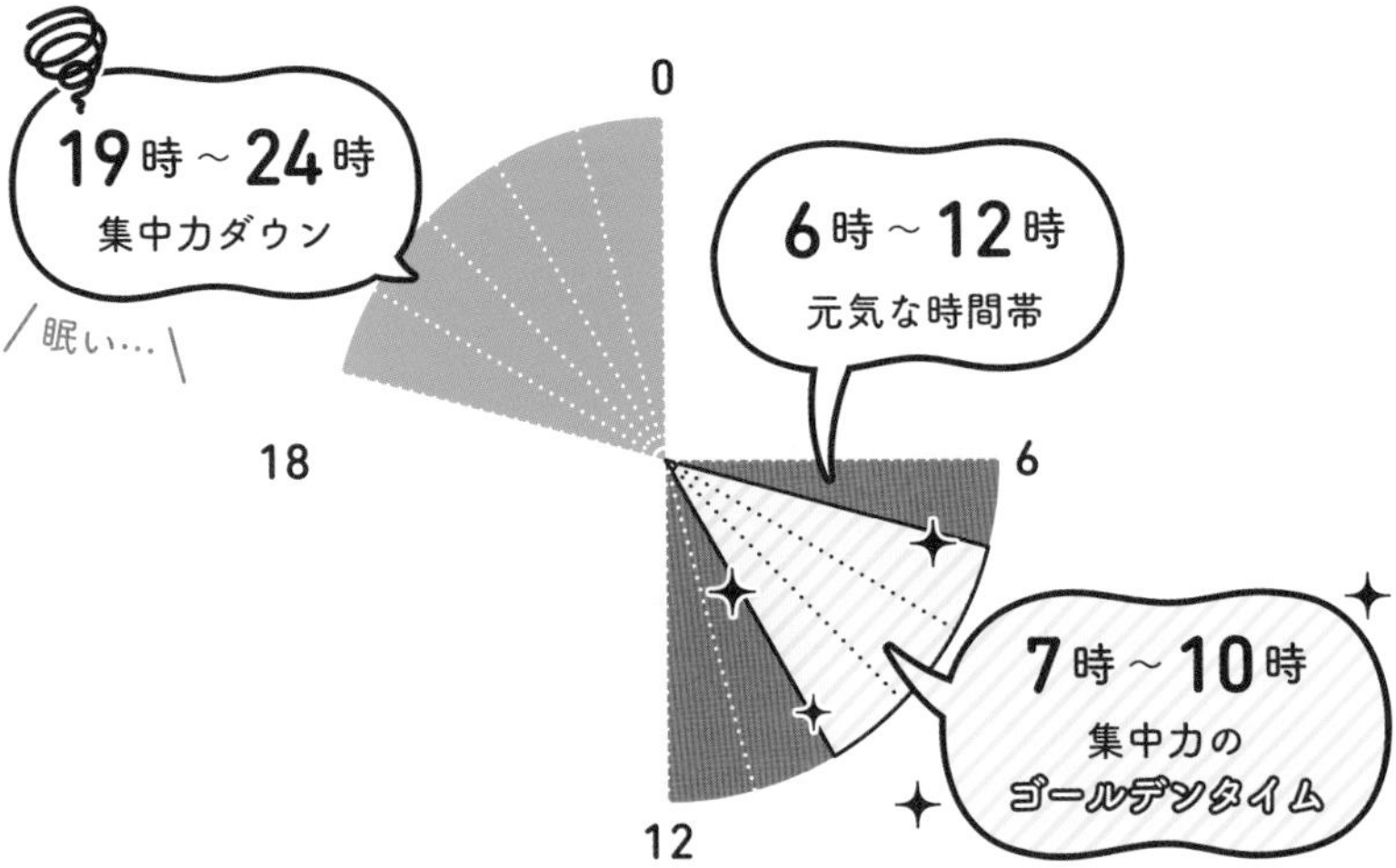
0
6
12
18
19時～24時
集中力ダウン
眠い…
6時～12時
元気な時間帯
7時～10時
集中力の
ゴールデンタイム

朝は目覚ましがなくても起きられるのが朝型さんの特徴。午前中が最も集中できてパフォーマンスも高いので、日勤や朝早い仕事が向いている。一方で、夜になると集中力が落ちるので、夜勤や夜の残業は苦手。

一日の中で、最もパフォーマンスが高まるのは朝7時で、早寝早起きが得意。朝活に最も向いているのが、この朝型です。

朝は元気いっぱいですが、夜になると一気に集中力が落ちるので、急な残業など、夜の作業になると効率が下がってしまいます。

さらに苦手なのが、不規則な生活を送ること。そのため、規則的に働ける夜勤よりも、シフト制のほうが、いっそう体調やパフォーマンスのコントロールがしにくくなります。日頃から早く寝る習慣をつけて体のリズムを整えましょう。

日勤（26ページ）・夜勤（28ページ）・シフト制（30ページ）もチェック

クロノタイプ

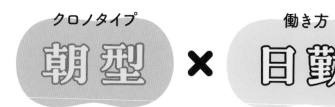

朝型 × 日勤

働き方

良眠メソッド

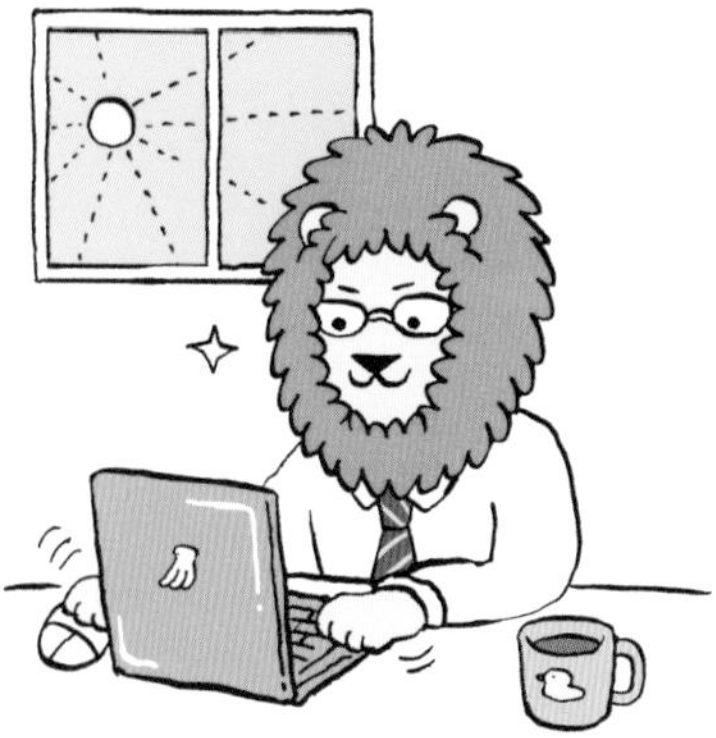

ライオンさんの場合

勤務時間

月～金 ……………… 9時～18時
（休憩：12時～13時）

休日 土・日

クロノタイプ×働き方の相性

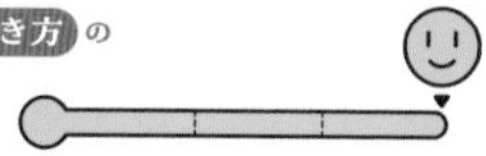

その1 早寝早起きでリズムをつくる

体内時計がほぼ24時間の周期を持つので、その周期を乱さないことが重要です。睡眠時間に関係なく朝早くに目覚めてしまう傾向があるため、就寝時間が遅いと睡眠時間が短くなるので注意しましょう。

その2 午後に仮眠をとって眠気をリセット

夜は早くに眠たくなります。本睡眠の直前についうとうとと眠ってしまわないように、起床から6～7時間後のタイミングで、15～30分の仮眠をとっておきましょう。午後のパフォーマンスも高くなります。

その3 休日も平日と同じ時間に起きる

基本的に休日も起床に苦労はしない朝型ですが、平日の疲れが溜まっていて、少しゆっくり眠りたいというときは一度起床して日光を10分間浴びてから二度寝をすると、体内時計を乱さずに睡眠時間を確保できます。

一週間の良眠スケジュール

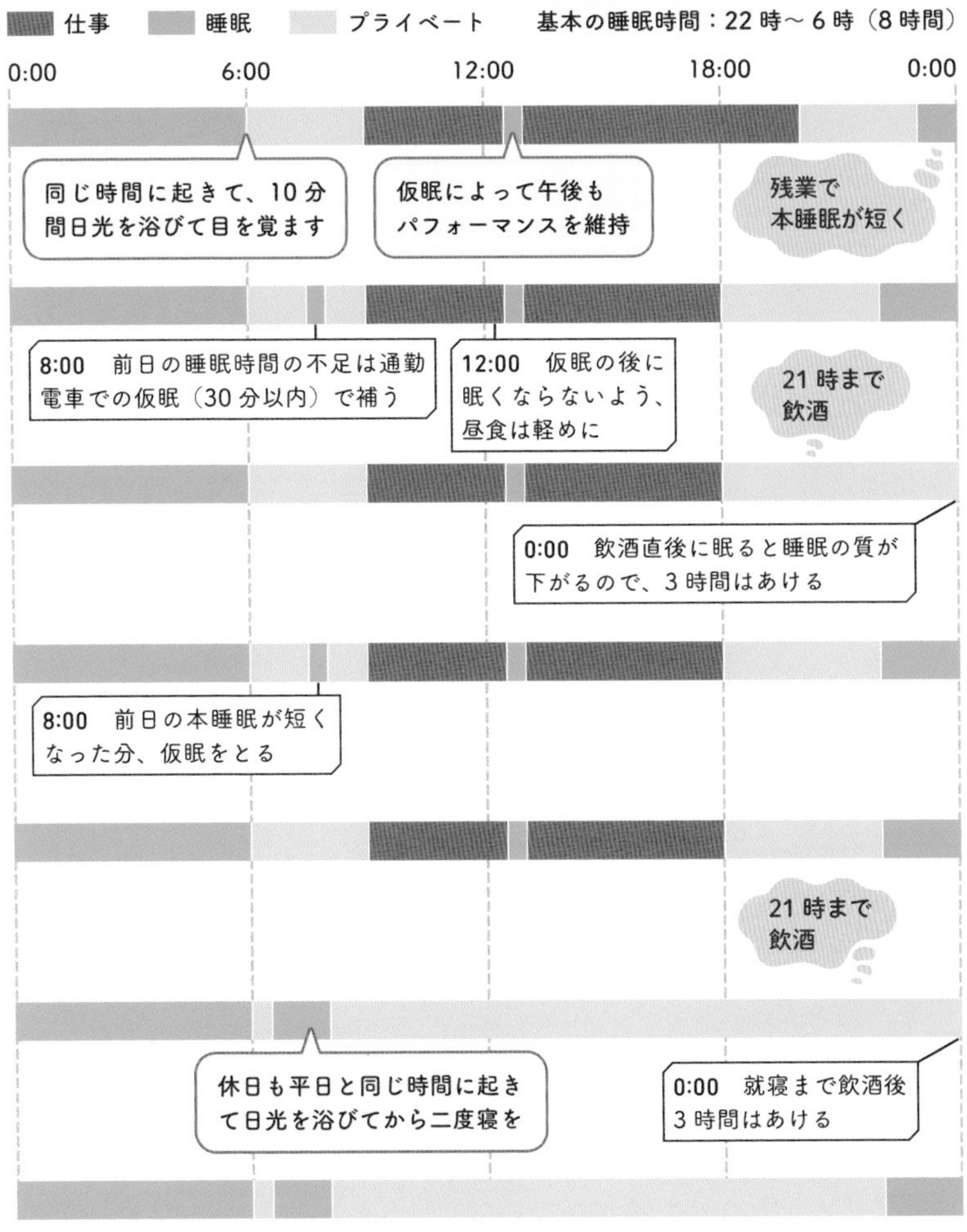
仕事
睡眠
プライベート
基本の睡眠時間：22 時～ 6 時（8 時間）
0:00
6:00
12:00
18:00
0:00
月
同じ時間に起きて、10 分間日光を浴びて目を覚ます
仮眠によって午後もパフォーマンスを維持
残業で本睡眠が短く
火
8:00　前日の睡眠時間の不足は通勤電車での仮眠（30 分以内）で補う
12:00　仮眠の後に眠くならないよう、昼食は軽めに
21 時まで飲酒
水
0:00　飲酒直後に眠ると睡眠の質が下がるので、3 時間はあける
木
8:00　前日の本睡眠が短くなった分、仮眠をとる
金
21 時まで飲酒
土
休日も平日と同じ時間に起きて日光を浴びてから二度寝を
0:00　就寝まで飲酒後 3 時間はあける
日

監修からのアドバイス

朝型さんにとって、日勤はいちばん働きやすい勤務スタイルです。集中できる午前中に重要な仕事を終わらせるのがおすすめ。夕方以降は集中力が切れてくるので、その前に仮眠をとってカバー。夜更かしをすると体内時計が乱れるので、注意しましょう。

クロノタイプ
朝型 × 夜勤
働き方

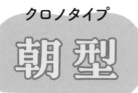

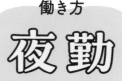

良眠メソッド

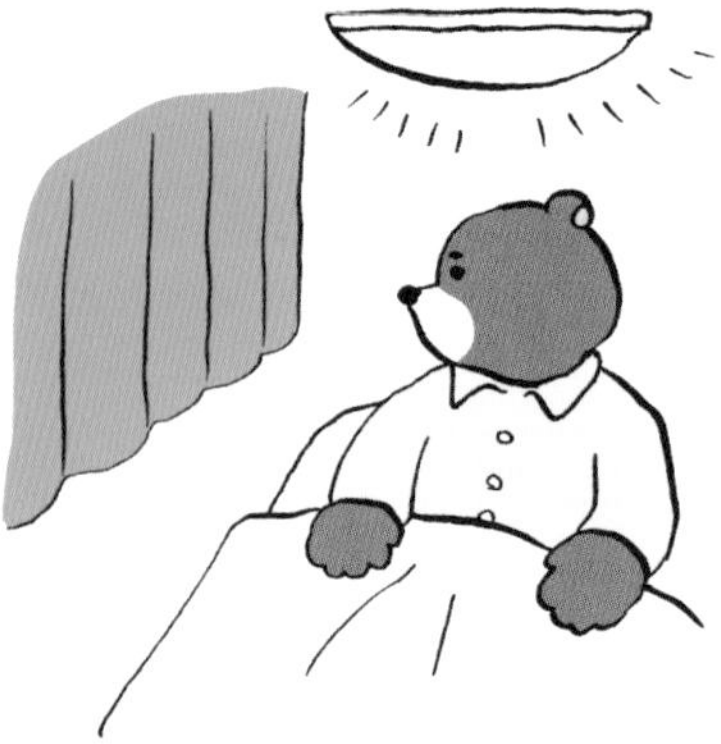

クマさんの場合

勤務時間

月～金 ……………… 20時～翌5時
（休憩：0時～1時）

休日 土・日

クロノタイプ × 働き方 の
相性

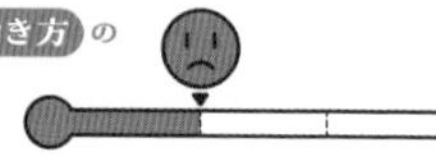

その1 起きたら目覚めのスイッチを入れる

夜勤は、早寝早起きが得意な朝型さんにとっては真逆の生活。起きたら、LEDの白色光を浴びたり、シャワーで体温を上げたりして覚醒させましょう。

その2 仮眠は本睡眠の8時間前までに

朝型さんは夜が苦手なので、勤務中のパフォーマンスを下げないために仮眠はぜひとりたいところ。ただし、仮眠をとるなら本睡眠の8時間前までにして、寝つきが悪くなるのを避けましょう。

その3 帰宅中のうたた寝、太陽の光に注意！

夜勤明けで帰宅するとき、電車の中で眠ってしまうと本睡眠の質が下がります。また、太陽の光を目に入れると目覚めのスイッチが入って寝つけなくなるので、サングラスや日傘、帽子などで対策しましょう。

一週間の良眠スケジュール

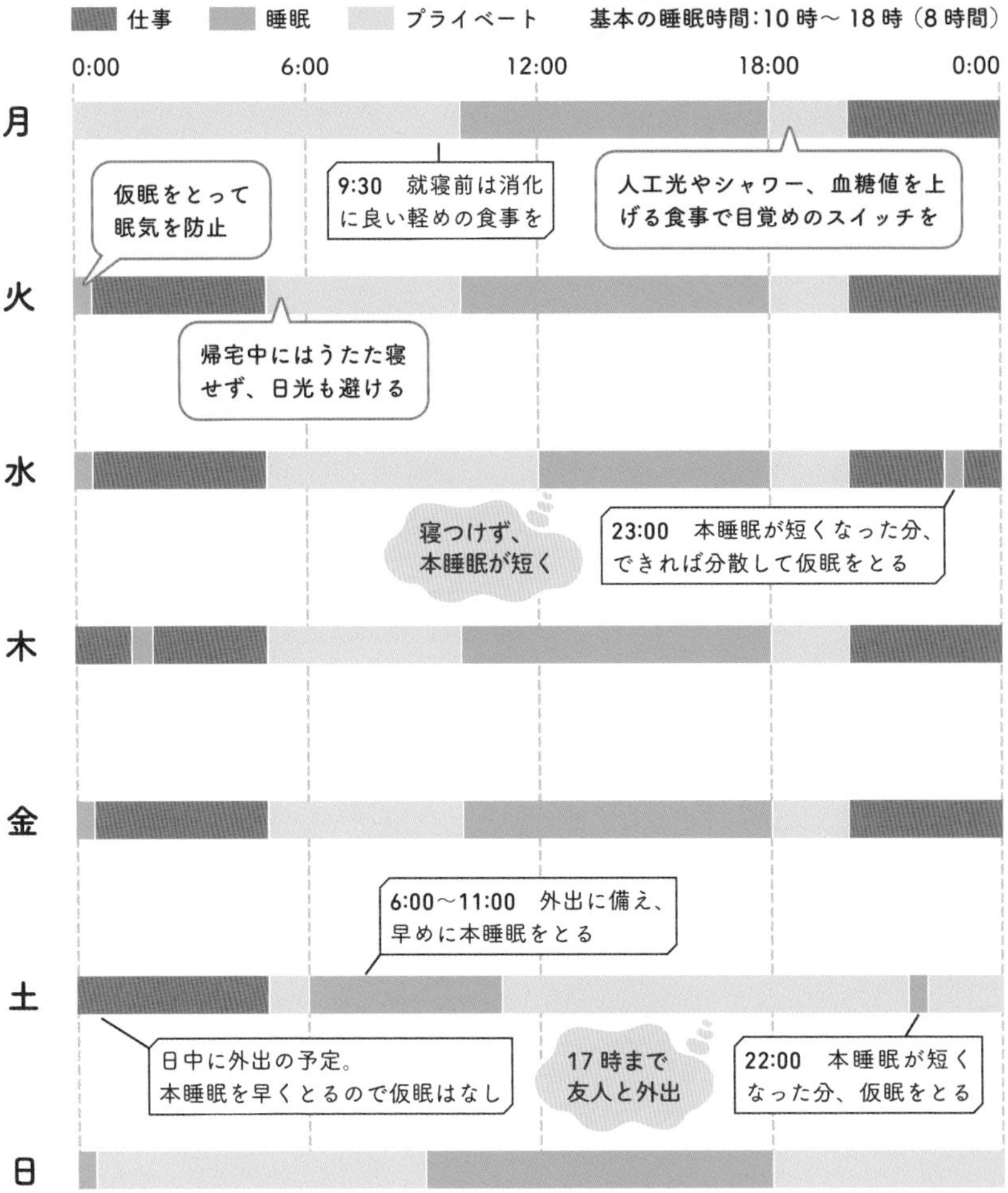
仕事
睡眠
プライベート
基本の睡眠時間:10 時～ 18 時（8 時間）
0:00
6:00
12:00
18:00
0:00
月
火
水
木
金
土
日
仮眠をとって眠気を防止
9:30　就寝前は消化に良い軽めの食事を
人工光やシャワー、血糖値を上げる食事で目覚めのスイッチを
帰宅中にはうたた寝せず、日光も避ける
寝つけず、本睡眠が短く
23:00　本睡眠が短くなった分、できれば分散して仮眠をとる
6:00～11:00　外出に備え、早めに本睡眠をとる
日中に外出の予定。本睡眠を早くとるので仮眠はなし
17 時まで友人と外出
22:00　本睡眠が短くなった分、仮眠をとる

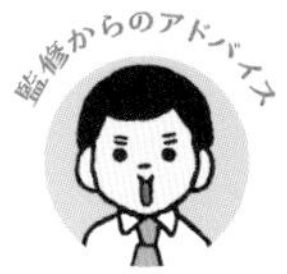
監修からのアドバイス

朝型さんにとって苦手な夜勤。夕方に起きて朝に眠る生活スタイルは、朝型の理想と真逆なので、朝は寝つきにくくて睡眠時間も短くなりがちです。集中力が落ちる深夜の仕事でミスをしないためにも、仮眠を効果的に取り入れて、睡眠時間を補っていくようにしましょう。

クロノタイプ **朝型** × 働き方 **シフト制**

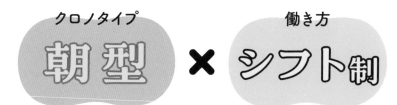

良眠メソッド

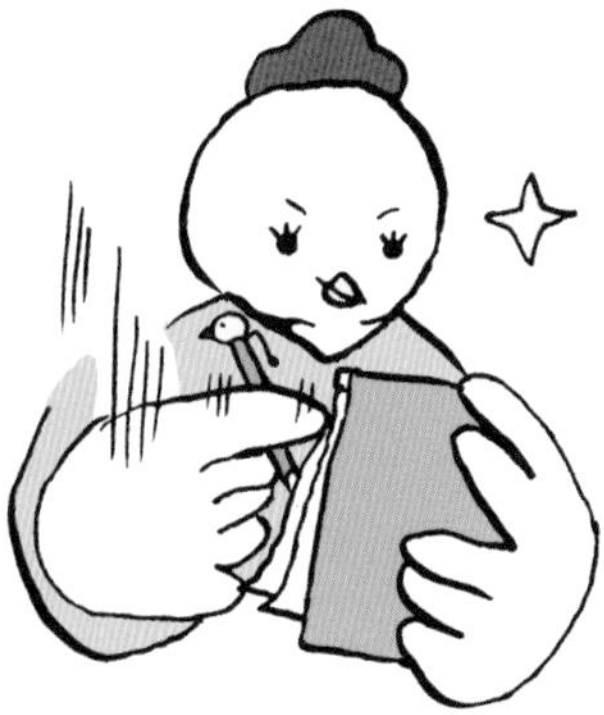

ニワトリさんの場合

勤務時間 ※この週の場合

月・火・木 ……… 16時30分～翌9時30分
（休憩：2時～3時）
日 ……… 8時30分～17時30分
（休憩:12時30分～13時30分）

休日 水・金・土

クロノタイプ × 働き方 の相性

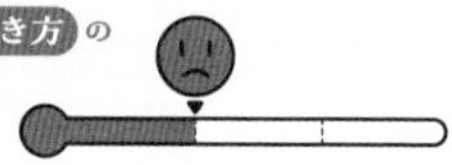

その1 食事のとり方で睡眠の質を高める

空腹は眠りの質を下げるので、本睡眠前にはフルーツやヨーグルトなど脂質が少ない軽めのものを食べましょう。起床後は、しっかりとした食事をとって血糖値を上げ、体を目覚めさせます。

その2 仮眠をとって切り替えを

31ページの木～日曜日のように、夜勤から日勤に切り替わるときは、本睡眠の時間をそれに合わせると、体への負担が少なくなります。金曜日の夜勤後は、日曜日の本睡眠を夜にとるために仮眠をとって過ごします。

その3 眠るときは遮光カーテンを使う

日光を浴びると、朝型さんは特に目が覚めやすくなります。そのため、遮光カーテンにするなど、光の影響を受けにくい環境づくりをしましょう。

一週間の良眠スケジュール

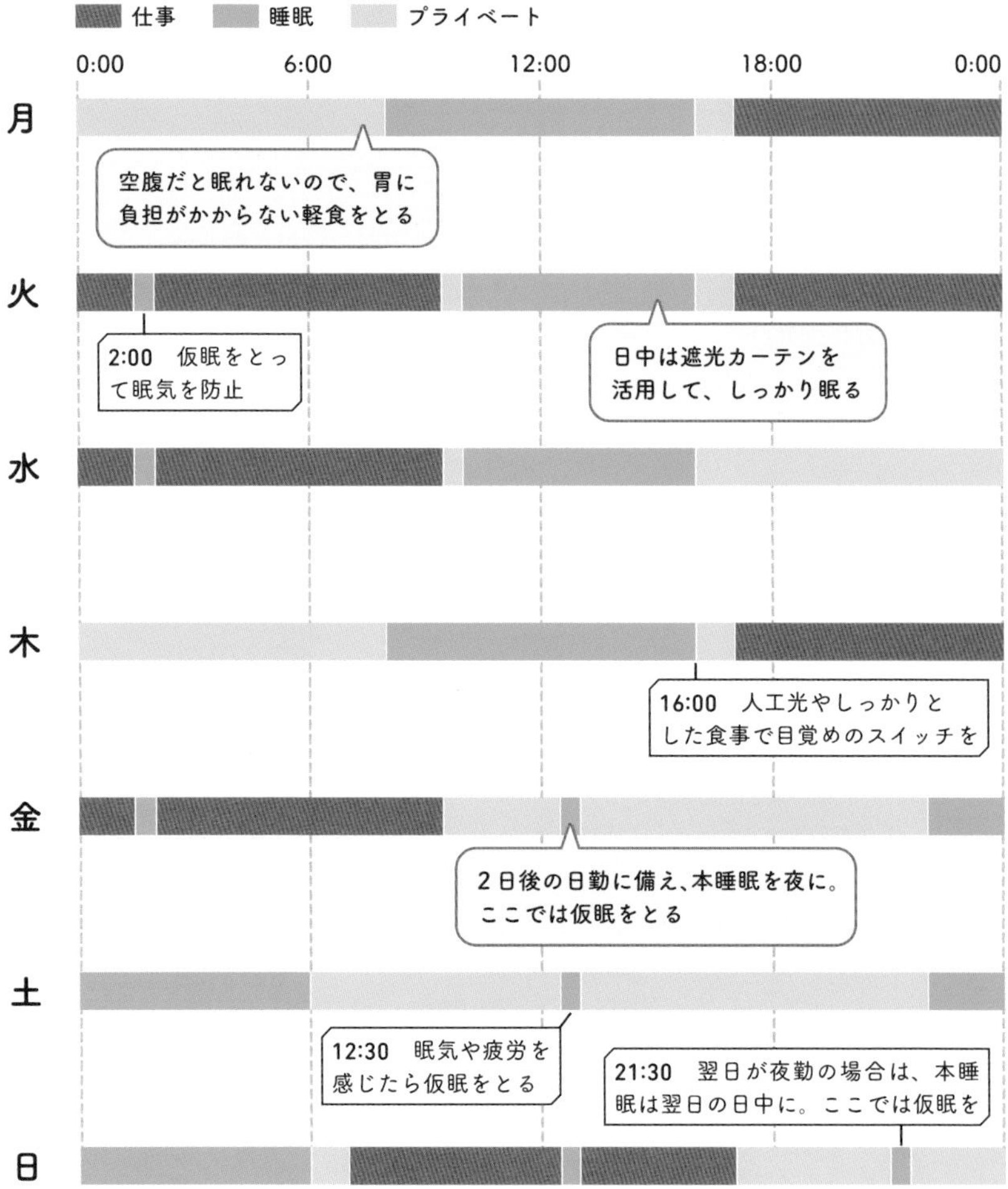
仕事
睡眠
プライベート
0:00
6:00
12:00
18:00
0:00
月
空腹だと眠れないので、胃に負担がかからない軽食をとる
火
2:00 仮眠をとって眠気を防止
日中は遮光カーテンを活用して、しっかり眠る
水
木
16:00 人工光やしっかりとした食事で目覚めのスイッチを
金
2日後の日勤に備え、本睡眠を夜に。ここでは仮眠をとる
土
12:30 眠気や疲労を感じたら仮眠をとる
21:30 翌日が夜勤の場合は、本睡眠は翌日の日中に。ここでは仮眠を
日

監修からのアドバイス

勤務スタイル上、規則正しく生活を調整していくことが難しいので、起床時には光や食事などさまざまな方法で目を覚ますことがポイントです。「仮眠は本睡眠の8時間前までにとる」「就寝前の食事は軽めに」など、睡眠の質を高める基本の習慣を大切に。

夜に本領発揮！

クロノタイプ

夜型さん

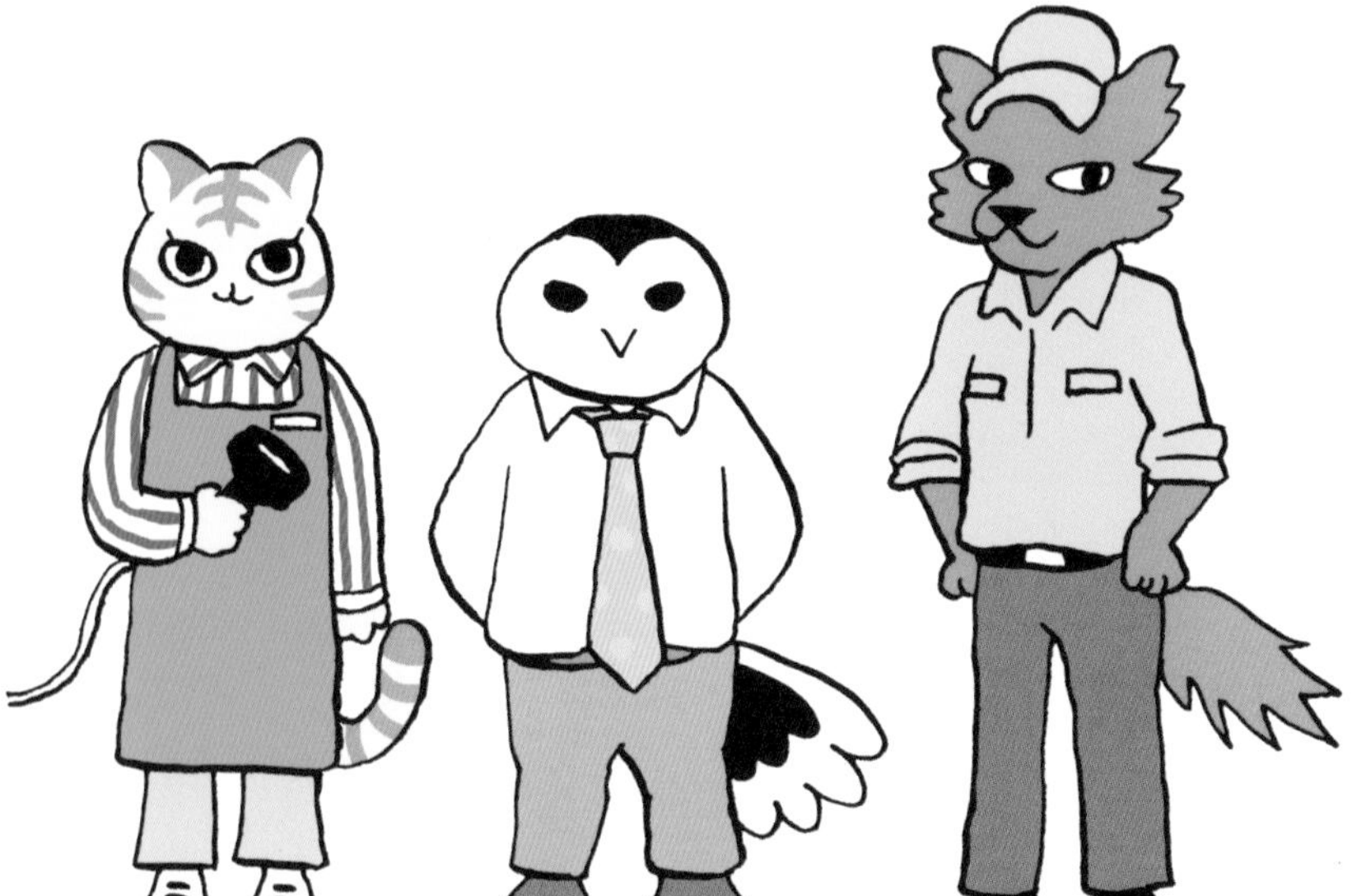

夜型さんの特徴

- 午後に強い
- 午前中はパワーが半減
- 夜更かししがち
- 生活が不規則でも調整は得意

夜型さんの一日の体内リズム

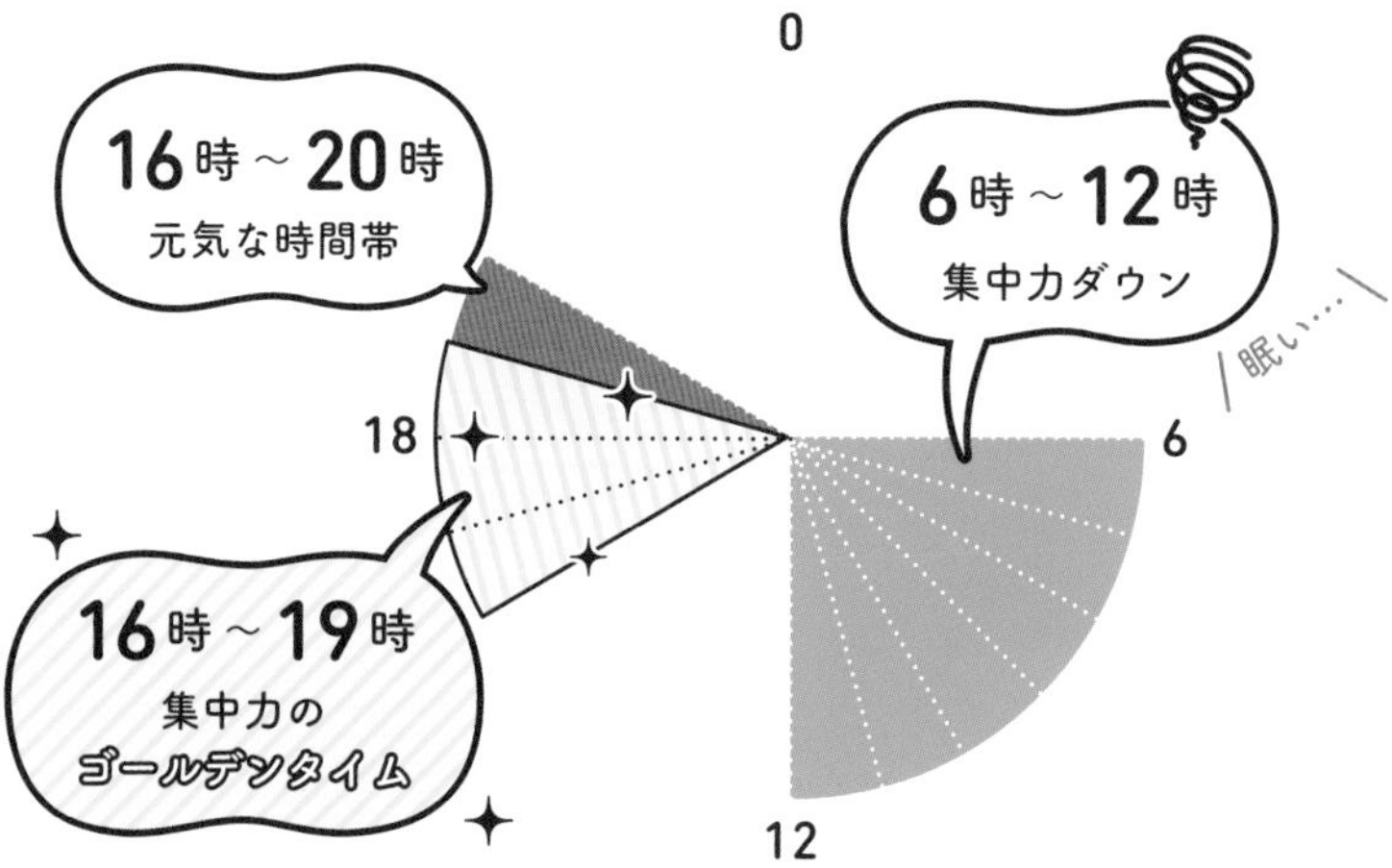
0
6
12
18
16時～20時
元気な時間帯
6時～12時
集中力ダウン
眠い…
16時～19時
集中力の
ゴールデンタイム

最も元気な時間帯は16時～20時で、中でも特に集中力が高まるのは19時までの時間。反対に午前中はパワーダウンする。

ベストなパフォーマンスを発揮できる時間が午後になる、朝型とは真逆のタイプ。午前中からアクティブに活動するのは苦手なため、日勤の場合には脳と体に刺激を与えて意識的に活動スイッチを入れましょう。

夜に強く体への負担を感じにくいことから、夜更かしして睡眠時間が短くなりがち。そのため、睡眠時間を今より1時間でも長めにとるようにすると、体がラクになります。

通常よりも早く眠る必要があるときは、正午よりも前に日光を浴びておくと、体内時計が前倒しされるため、寝つきやすくなるでしょう。

日勤（34ページ）・夜勤（36ページ）・シフト制（38ページ）もチェック

クロノタイプ
夜型 × 日勤
働き方

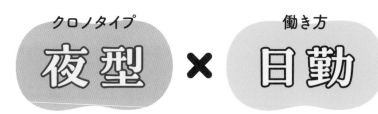

良眠メソッド

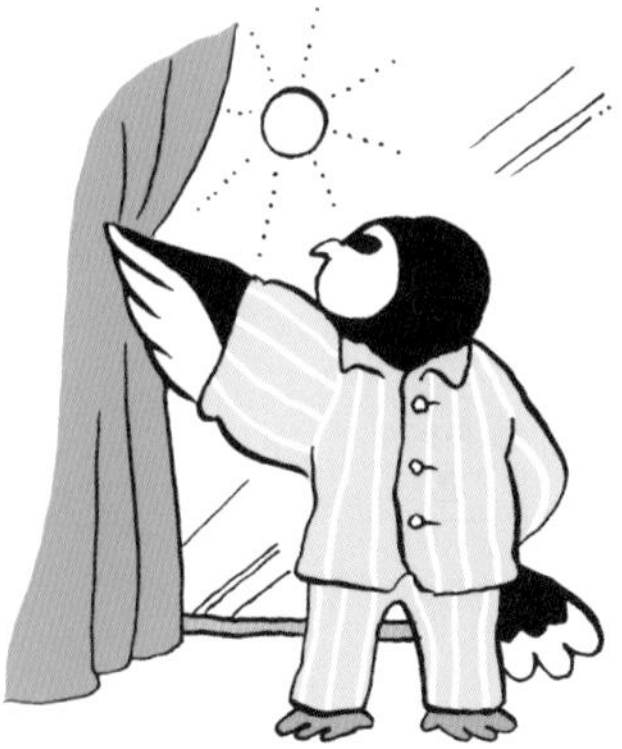

フクロウさんの場合

勤務時間

月～金 ……………… 9時～18時
（休憩：12時～13時）

休日 土・日

クロノタイプ×働き方の
相性

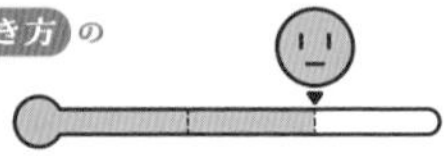

その1 起きたら日光を浴びる

起床直後に日光を10分間浴び、体内時計をリセットします。夜型さんは夜に眠くなりにくいので、午前中に意識的に日光を浴びて体内時計を前倒ししたり、夜の室内の照明を電球色にしたりして、眠りやすくしましょう。そして、カーテンを開けたまま眠り、日光で自然に目覚めるのが理想です。

その2 熱めのシャワーを浴びる

40～42度の温度のシャワーで、深部体温を上げて脳と体を刺激します。苦手な朝でも血流量が増えて頭が冴え、体も動かしやすくなります。

その3 仕事の前に食事をしっかりとる

温かい飲み物を飲む、栄養とカロリーのあるものをしっかり食べて血糖値を上げるなどすると、活動のためのエネルギーを補充できます。

一週間の良眠スケジュール

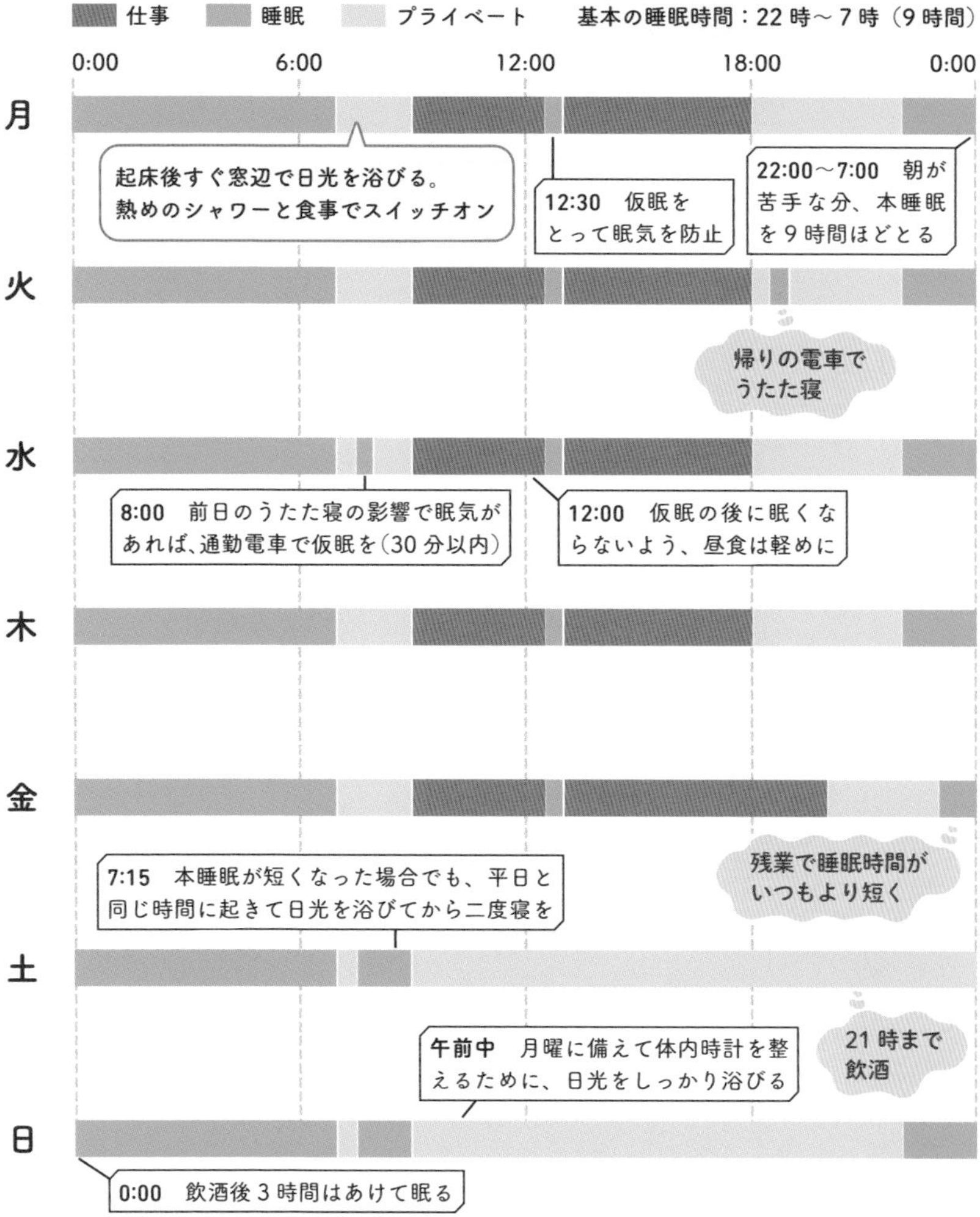
仕事
睡眠
プライベート
基本の睡眠時間：22時～7時（9時間）
0:00
6:00
12:00
18:00
0:00
月
起床後すぐ窓辺で日光を浴びる。
熱めのシャワーと食事でスイッチオン
12:30 仮眠を
とって眠気を防止
22:00～7:00 朝が
苦手な分、本睡眠
を9時間ほどとる
火
帰りの電車で
うたた寝
水
8:00 前日のうたた寝の影響で眠気が
あれば、通勤電車で仮眠を（30分以内）
12:00 仮眠の後に眠くな
らないよう、昼食は軽めに
木
金
7:15 本睡眠が短くなった場合でも、平日と
同じ時間に起きて日光を浴びてから二度寝を
残業で睡眠時間が
いつもより短く
土
午前中 月曜に備えて体内時計を整
えるために、日光をしっかり浴びる
21時まで
飲酒
日
0:00 飲酒後3時間はあけて眠る

監修からのアドバイス

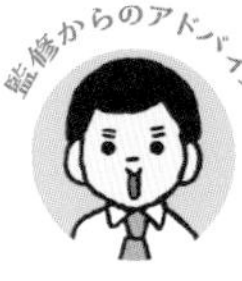

遅い時間でも活動レベルが高く、つい夜更かししがち。夜型は時差による変化にも強いなど、体内時計の調整には比較的柔軟に対応できますが、日頃から生活リズムをつくることを心がけ、必要な睡眠時間をしっかり確保することがポイントです。

クロノタイプ
夜型 × 夜勤
働き方

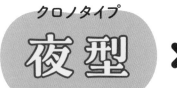

良眠メソッド

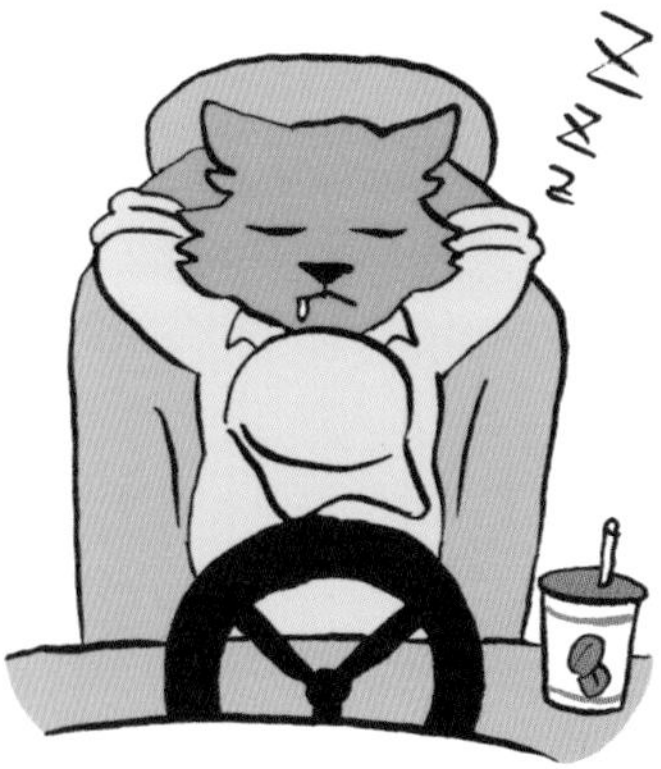

オオカミさんの場合

勤務時間

月～金 ……………… 20時～翌5時
（休憩：0時～1時）

休日 土・日

クロノタイプ×働き方の相性

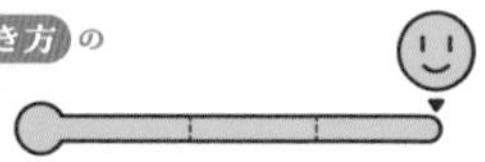

その1 生活リズムをなるべく変えない

夜型さんにとって夜勤は相性の良い時間帯ですが、より良いパフォーマンスを発揮するには生活リズムを一定にすることが重要です。仮眠も決まったタイミングでとると良いでしょう。

その2 起きたら人工の光を浴びる

夕方以降に起床する場合も、目覚めたら光を浴びて体を覚醒させましょう。夕暮れのオレンジ色の光は避け、人工的なLED照明の白色光を10分ほど浴びると、すっきりと目覚めることができます。

その3 就寝の8時間以内に眠らないように注意

本睡眠でしっかり眠れるよう、8時間以内には眠らないようにします。飲酒後や仕事終わりの電車などでのうたた寝に気をつけましょう。

一週間の良眠スケジュール

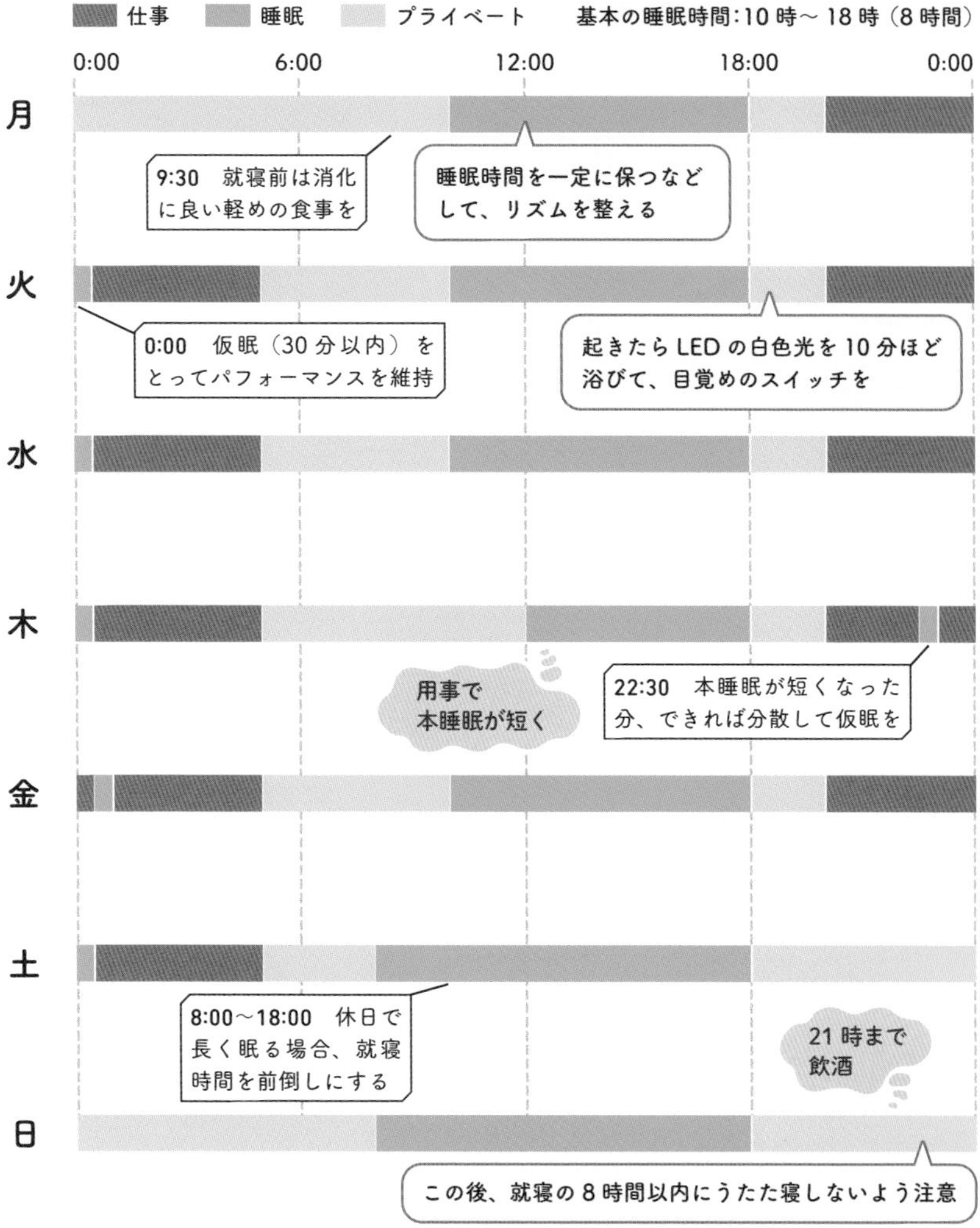
仕事
睡眠
プライベート
基本の睡眠時間:10 時～ 18 時（8 時間）
0:00
6:00
12:00
18:00
0:00
月
9:30　就寝前は消化に良い軽めの食事を
睡眠時間を一定に保つなどして、リズムを整える
火
0:00　仮眠（30 分以内）をとってパフォーマンスを維持
起きたら LED の白色光を 10 分ほど浴びて、目覚めのスイッチを
水
木
用事で本睡眠が短く
22:30　本睡眠が短くなった分、できれば分散して仮眠を
金
土
8:00～18:00　休日で長く眠る場合、就寝時間を前倒しにする
21 時まで飲酒
日
この後、就寝の 8 時間以内にうたた寝しないよう注意

監修からのアドバイス

用事などで本睡眠が短くなった場合、仮眠でカバーするのは OK ですが、長い時間眠ってしまうとその後の本睡眠で寝つけなくなります。

眠る直前にコーヒーなどのカフェインを含む飲み物をとり、仮眠の時間は 30 分までに。仮眠を複数回とって、睡眠時間を補いましょう。

クロノタイプ

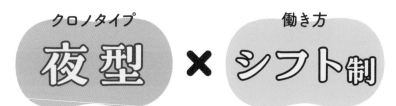

夜型 × シフト制

働き方

良眠メソッド

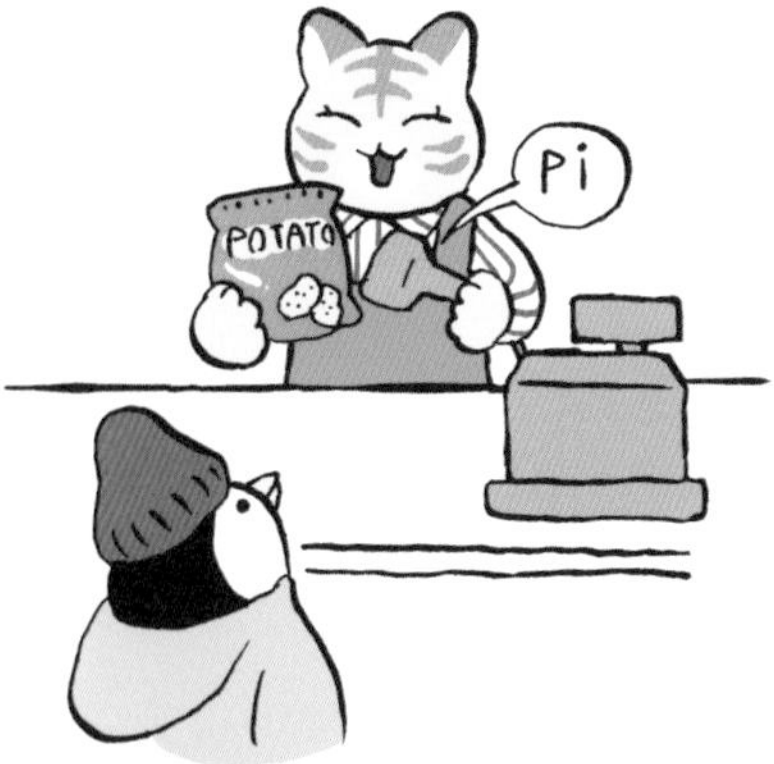

ネコさんの場合

勤務時間 ※この週の場合

月・火・水 ……… 22時～翌7時
（休憩：1時～2時）

金・土・日 ……… 9時～18時
（休憩：13時～14時）

休日 木

クロノタイプ×働き方の相性

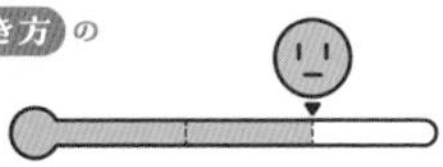

その1 仕事の前と後で食事量を調整する

仕事の前にはしっかりと食べて血糖値を上げることが大切。反対に、就寝前の食事は軽めにすると、胃腸の活動が抑えられ、睡眠の質が上がります。

その2 日光で体内時計を前倒しに

夜に眠くなりにくいのが夜型の特徴。午前中に意識的に日光を浴びると、体内時計が前倒しになり、夜眠くなります。室内の照明が白色光だとメラトニンの分泌が阻害され目が覚めるので、眠る前は照明を電球色に。

その3 シフトの切り替えのタイミングに注意

日勤から夜勤に切り替わる日（39ページの場合、日～月）は、どうしても本睡眠の時間を半日ずらす必要があります。体への負担を考慮して食事は軽めにし、短い仮眠をとってコントロールしましょう。

一週間の良眠スケジュール

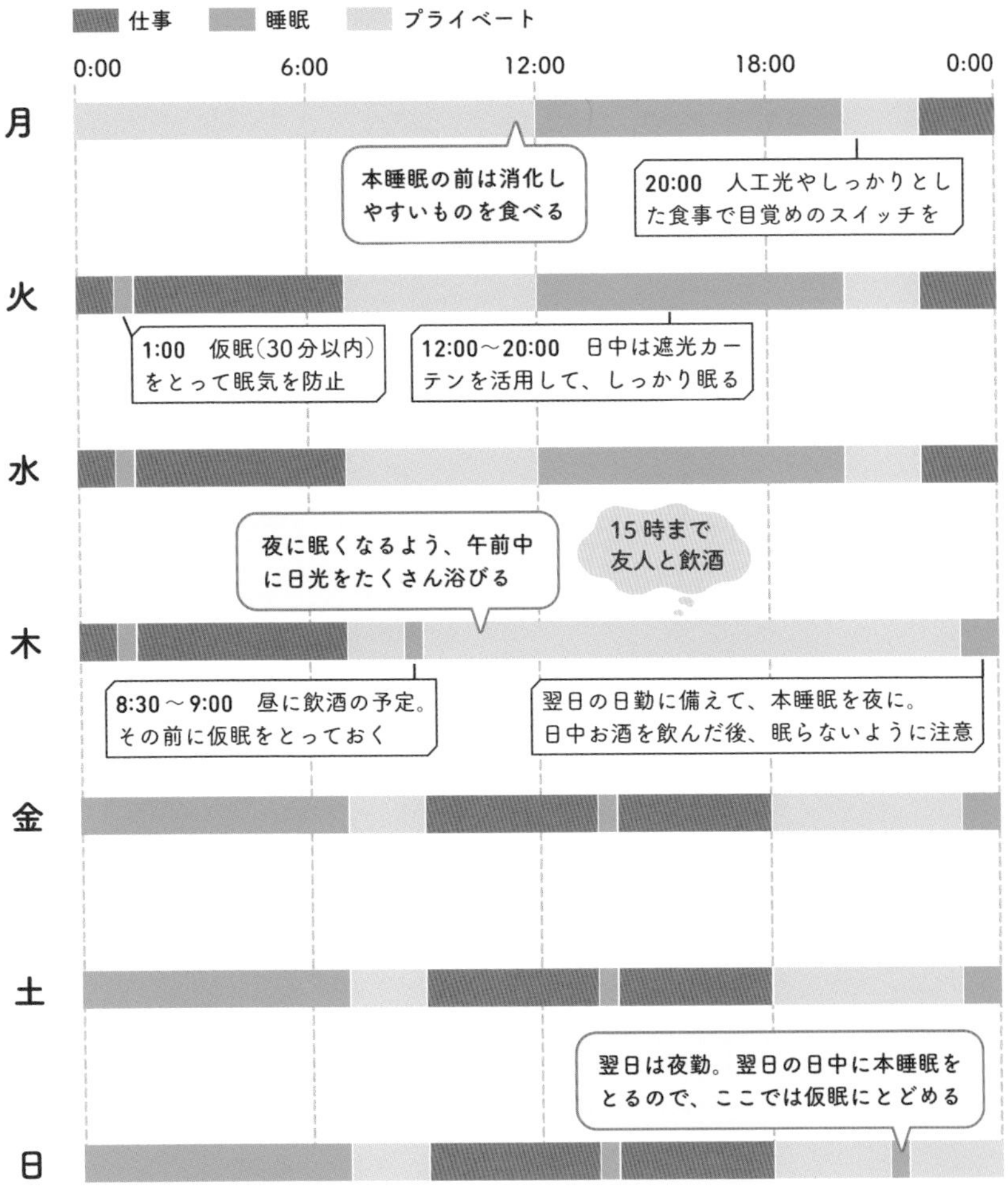
仕事
睡眠
プライベート
0:00
6:00
12:00
18:00
0:00
月
本睡眠の前は消化しやすいものを食べる
20:00　人工光やしっかりとした食事で目覚めのスイッチを
火
1:00　仮眠(30分以内)をとって眠気を防止
12:00〜20:00　日中は遮光カーテンを活用して、しっかり眠る
水
夜に眠くなるよう、午前中に日光をたくさん浴びる
15時まで友人と飲酒
木
8:30〜9:00　昼に飲酒の予定。その前に仮眠をとっておく
翌日の日勤に備えて、本睡眠を夜に。日中お酒を飲んだ後、眠らないように注意
金
土
翌日は夜勤。翌日の日中に本睡眠をとるので、ここでは仮眠にとどめる
日

監修からのアドバイス

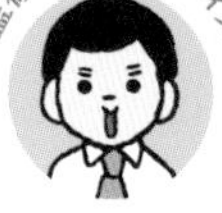

夜勤後に朝方から眠る場合は遮光カーテンを閉め、反対に起床が朝の場合はあえて日光を入れるといったように、光をうまく使って体への負担を減らしましょう。夜勤後に帰宅する際には、外ではサングラスや日傘、帽子などで日光を避け、寝つきが良くなるようにします。

朝・夜どちらにも染まる

クロノタイプ

中間型さん

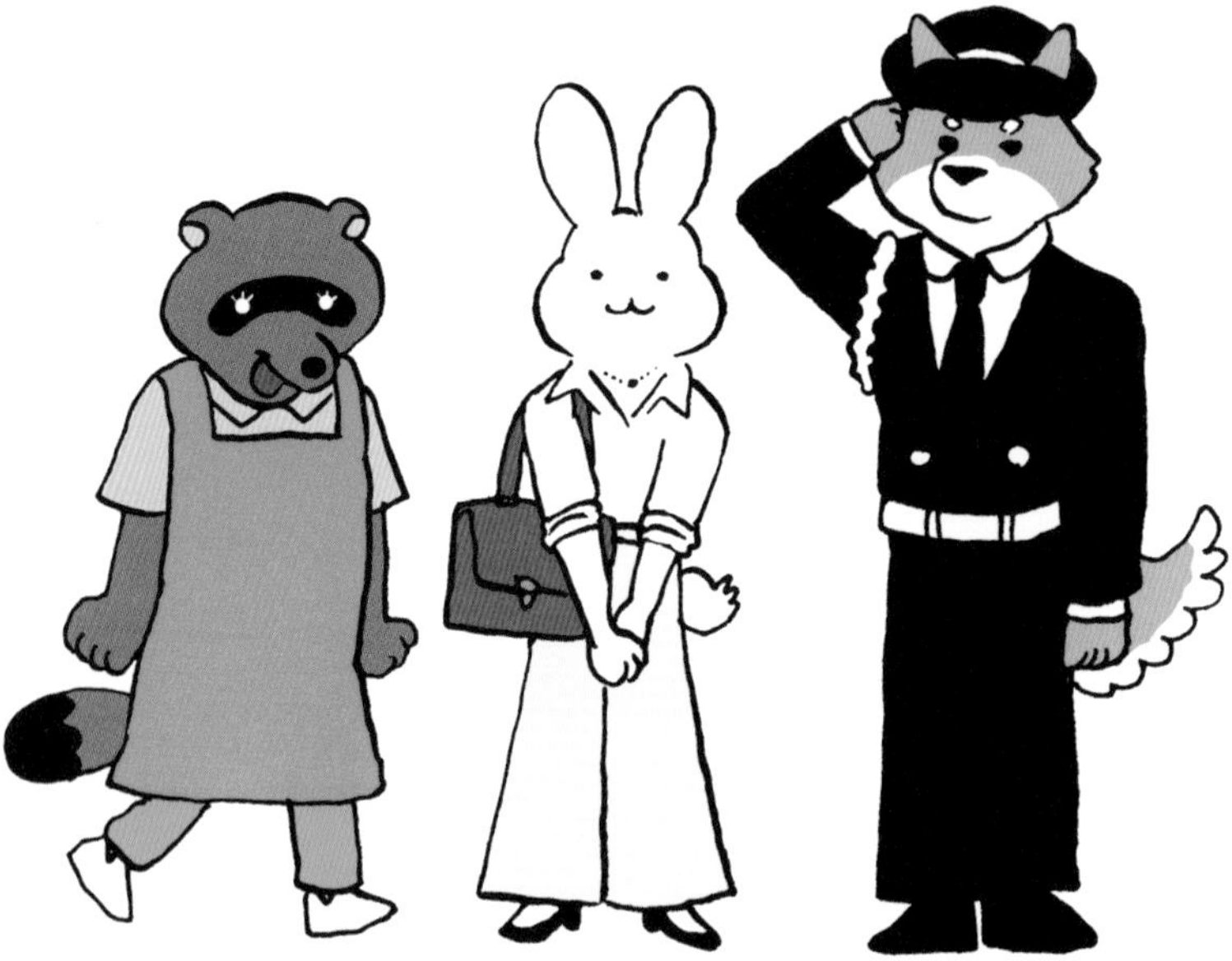

中間型さんの特徴

- 朝・夜の偏りのない平均タイプ
- 体内時計を器用に調整できる
- 体への負担に気付きにくい

中間型さんの一日の体内リズム

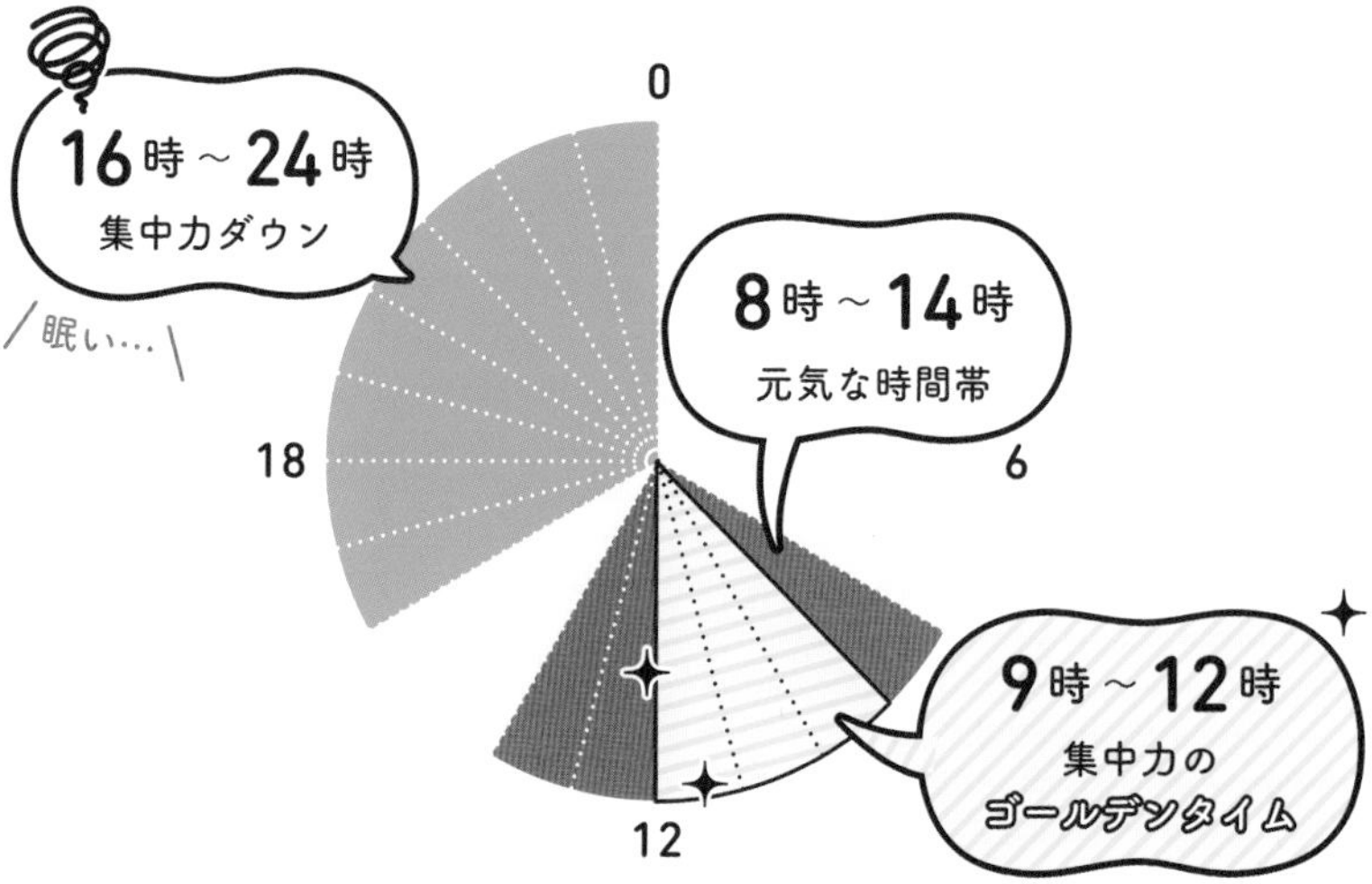
0
16時～24時
集中力ダウン
眠い…
8時～14時
元気な時間帯
18
6
9時～12時
集中力のゴールデンタイム
12

元気に活動できる時間は8時～14時で、そのうち特に集中力が高まるのは9時～12時という、まさしく朝型と夜型の中間タイプ。変化にも比較的対応できるが、決して過信せず意識的に休息をとりたい。

朝型と夜型の中間のタイプ。体内時計の周期が24時間ちょうどか、それよりも少し長いため、両者の平均的な活動パターンを持っています。

体内時計をコントロールできますが、疲労が溜まっていたとしても、負荷を感じにくいのが特徴です。

気付かないうちに、ムリが高じて体調を崩してしまわないよう、負担のかかるスケジュールが2日続かないようにします。

なるべく同じ時間帯に眠るのが良いですが、もしスケジュールが乱れていたら、週の半ばはしっかり眠るなど、意識的に体を休めましょう。

日勤（42ページ）・夜勤（44ページ）・シフト制（46ページ）もチェック

クロノタイプ

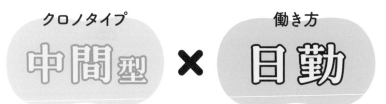

中間型 × 日勤

働き方

良眠メソッド

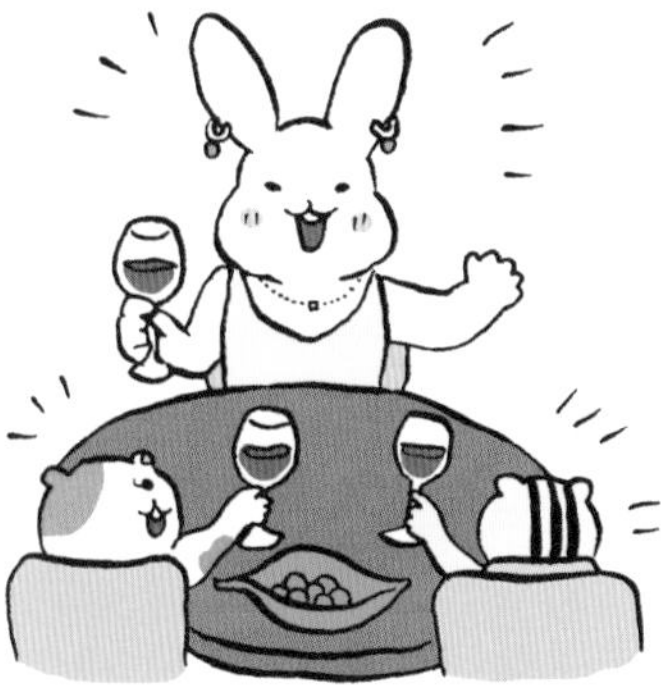

ウサギさんの場合

勤務時間

月～金 ……………… 9時～18時
（休憩：12時～13時）

休日　土・日

クロノタイプ×働き方の相性

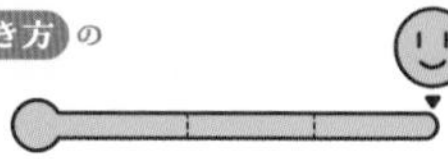

その1 睡眠リズムが乱れたら休息を

体に負荷がかかっていても気付きにくい中間型さん。睡眠が不規則になっていたら、週の半ばにはきちんと眠るようにしましょう。

その2 飲酒は眠る3時間前までに

お酒の強さに関係なく、飲酒は睡眠の質を下げてしまうため就寝の3時間前までに終わらせること。また、本睡眠をとっても寝足りない場合には翌日の就寝前に15～30分仮眠するなどしてリカバリーを。

その3 休日も同じ時間に一度起床を

休日でも平日のリズムを乱さないことが大切。日頃の疲れが溜まっていて、長く眠りたくなるときもあるでしょう。そんなときは、平日と同じ時間に一度起きて、日光を10分間浴びた後で二度寝します。

一週間の良眠スケジュール

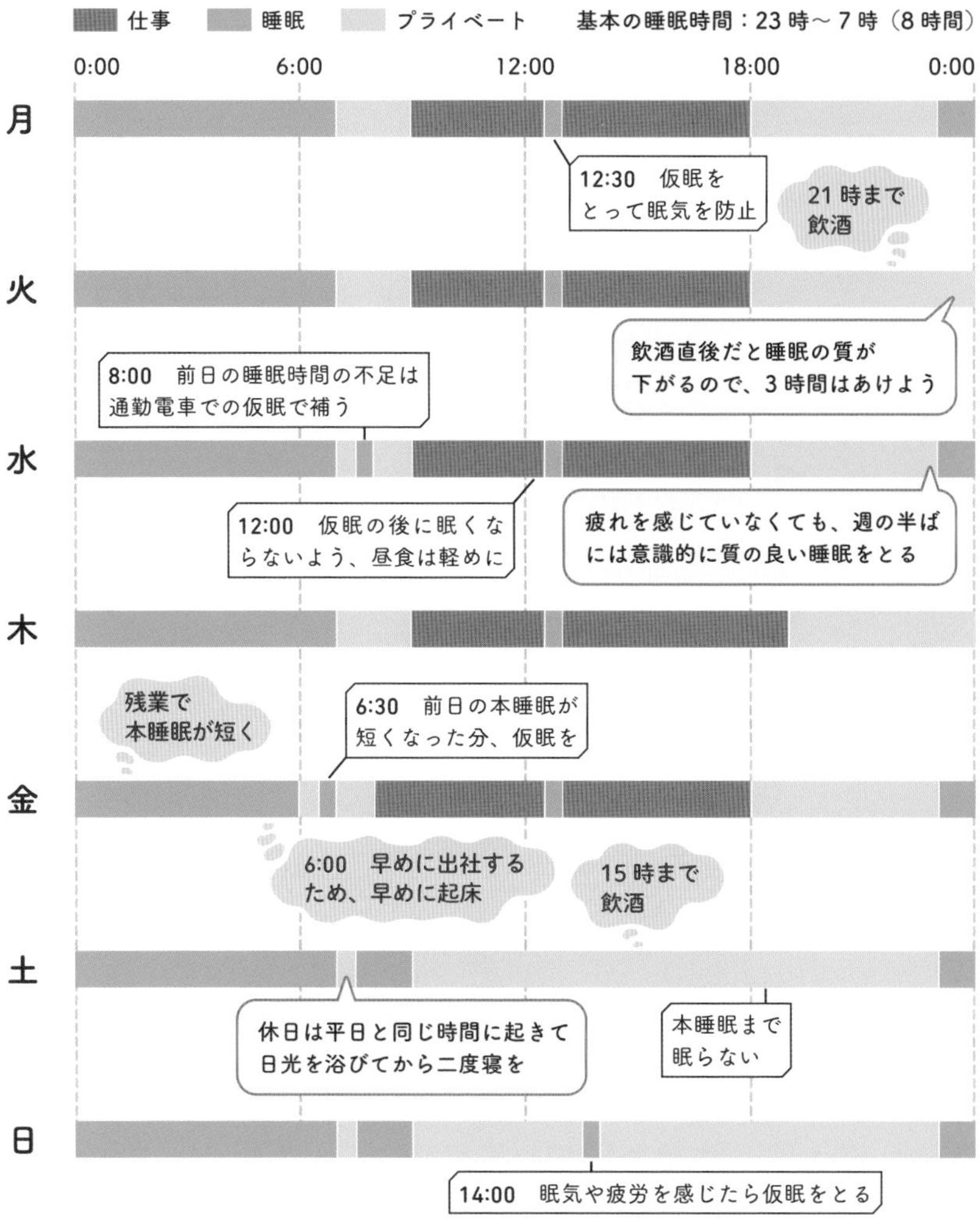
仕事
睡眠
プライベート
基本の睡眠時間：23時～7時（8時間）
0:00
6:00
12:00
18:00
0:00
月
12:30　仮眠をとって眠気を防止
21時まで飲酒
火
飲酒直後だと睡眠の質が下がるので、3時間はあけよう
8:00　前日の睡眠時間の不足は通勤電車での仮眠で補う
水
12:00　仮眠の後に眠くならないよう、昼食は軽めに
疲れを感じていなくても、週の半ばには意識的に質の良い睡眠をとる
木
残業で本睡眠が短く
6:30　前日の本睡眠が短くなった分、仮眠を
金
6:00　早めに出社するため、早めに起床
15時まで飲酒
土
休日は平日と同じ時間に起きて日光を浴びてから二度寝を
本睡眠まで眠らない
日
14:00　眠気や疲労を感じたら仮眠をとる

監修からのアドバイス

睡眠リズムはなるべく変えずに過ごすのが原則です。しかし、残業などで遅くなったり、反対に早く出勤したりする日もあるでしょう。睡眠の質と適切な時間を確保することはどちらも大事なので、良い眠りのために一週間のうちで休息をとる日を決めることがポイントです。

クロノタイプ
中間型 × 夜勤
働き方

良眠メソッド

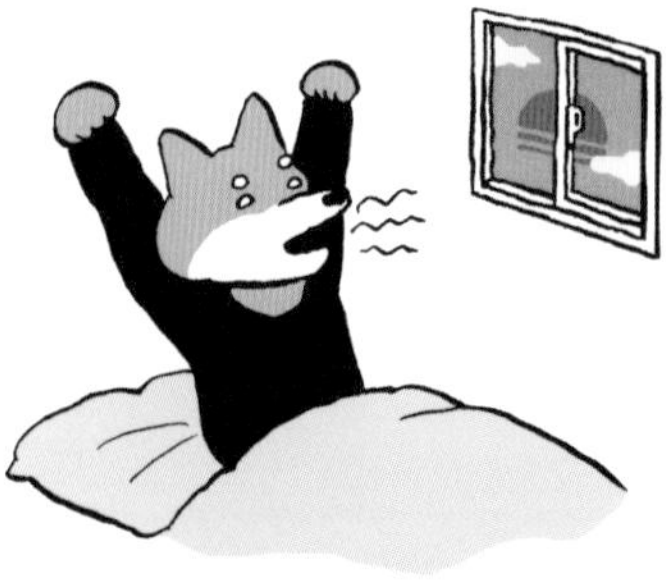

イヌさんの場合

勤務時間

月～金 ……………… 20時～翌5時
（休憩：0時～1時）

休日 土・日

クロノタイプ×働き方の相性

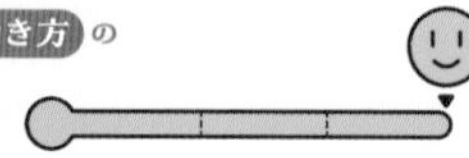

その1 しっかりした食事をとってから仕事へ

仕事の前にはしっかり食べて血糖値を上げて活動のためのエネルギーを補給し、就寝前には胃腸に負担をかけない軽めのものを食べましょう。

その2 まわりの光や音をコントロールする

仕事から帰宅する際に日光を浴びると目が覚めてしまうため、サングラスや日傘、帽子などで日光を遮るようにしましょう。寝室は遮光カーテンを閉め、人の生活音などで起きないように耳栓をして眠るようにします。

その3 休日でも起床時間は変えない

休日に長く眠りたい場合、起床時間はそのままで、就寝時間のほうを早めて睡眠時間を確保しましょう。適切な睡眠時間の確保は必要ですが、リズムがあまり不規則になると、体への負担になります。

一週間の良眠スケジュール

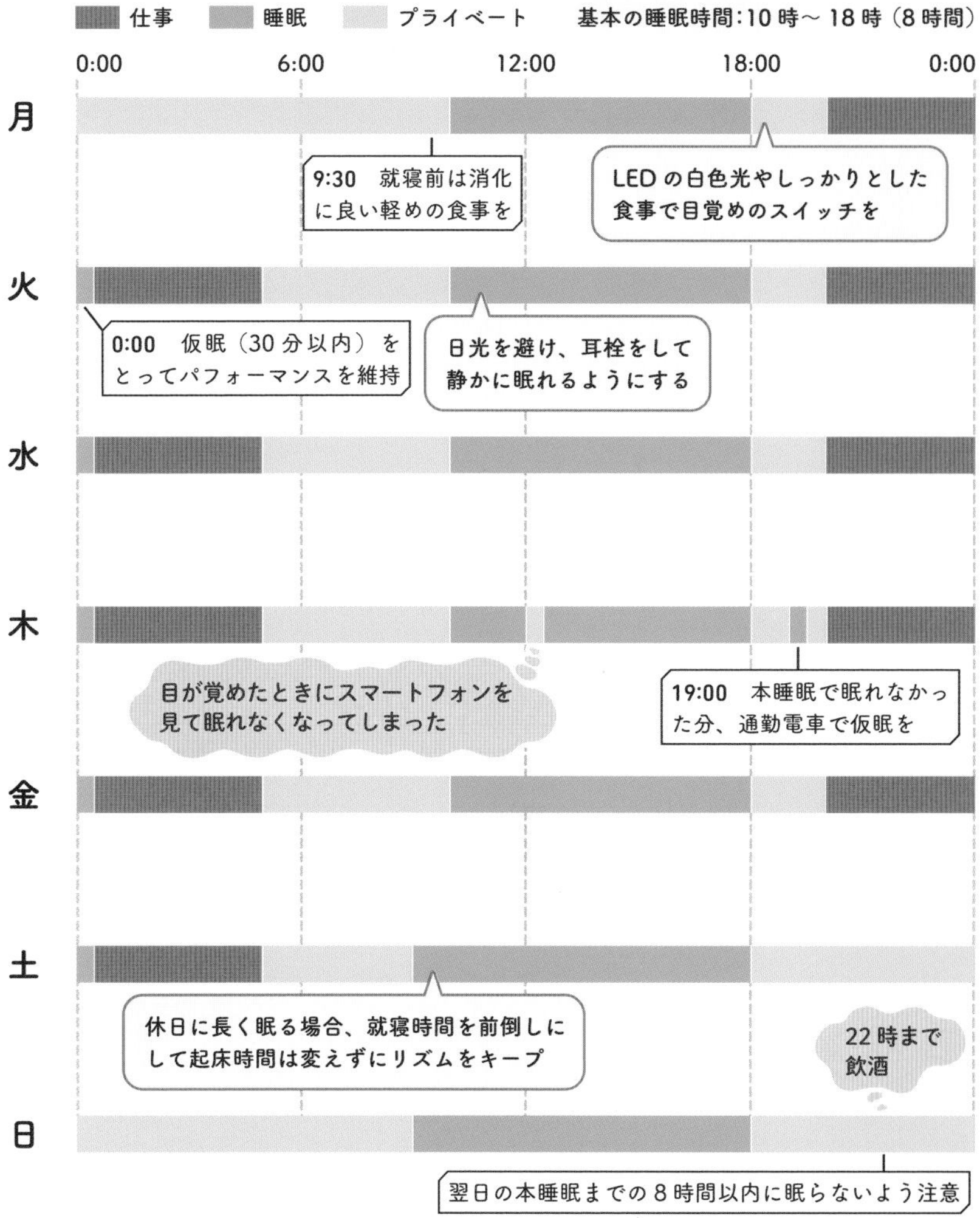
仕事
睡眠
プライベート
基本の睡眠時間：10時～18時（8時間）
0:00
6:00
12:00
18:00
0:00
月
9:30　就寝前は消化に良い軽めの食事を
LEDの白色光やしっかりとした食事で目覚めのスイッチを
火
0:00　仮眠（30分以内）をとってパフォーマンスを維持
日光を避け、耳栓をして静かに眠れるようにする
水
木
目が覚めたときにスマートフォンを見て眠れなくなってしまった
19:00　本睡眠で眠れなかった分、通勤電車で仮眠を
金
土
休日に長く眠る場合、就寝時間を前倒しにして起床時間は変えずにリズムをキープ
22時まで飲酒
日
翌日の本睡眠までの8時間以内に眠らないよう注意

監修からのアドバイス

中間型なら、夜勤であっても一定の睡眠リズムをつくり、それを守れば心身への負担は軽減されます。「夜勤明けにはサングラスをする」「睡眠中は遮光カーテンや耳栓を活用する」「夕方に起きたらLEDの白色光を浴びる」など、意識的にオンとオフを切り替えましょう。

クロノタイプ 働き方

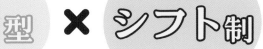

中間型 × シフト制

良眠メソッド

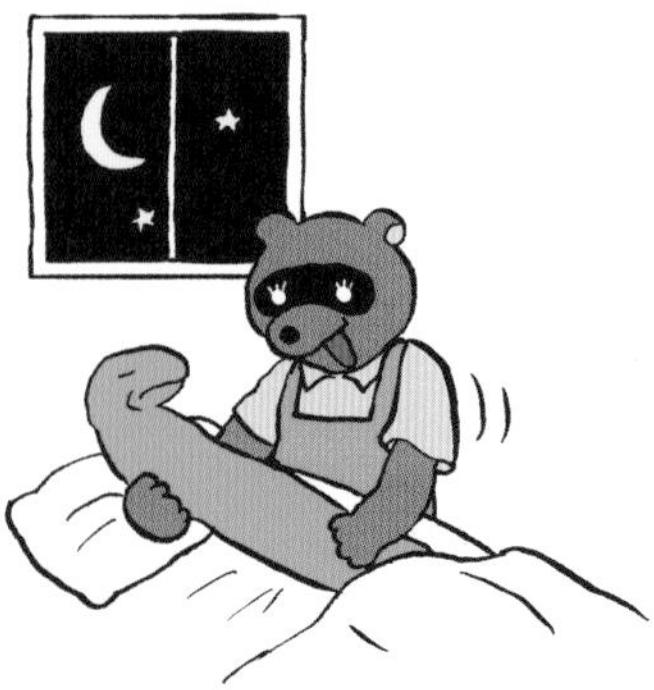

タヌキさんの場合

勤務時間 ※この週の場合

月・火・土・日……8時30分～16時30分
（休憩：14時～15時）
水……24時～翌9時
（休憩：4時～5時）
木……16時～翌1時
（休憩：21時～22時）

休日 金

クロノタイプ×働き方の相性

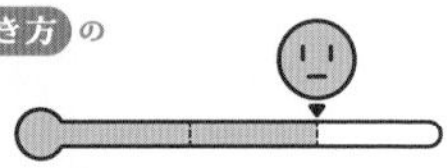

その1 起床時間に目覚めやすい環境に

朝に起床する場合は、日光が入るようにカーテンは開けたまま眠ること。夕方に起床する場合は、起床直後にLEDの白色光を浴びます。仕事の前には熱いシャワーを浴びるなど、活動に備えて体を目覚めさせましょう。

その2 睡眠時間を十分に確保する

ただでさえ、生活リズムが不規則になりがちなので、睡眠時間をしっかりとるよう意識します。起床時に、熟睡した感覚が得られることが大切です。

その3 仕事の前はしっかり食べる

空腹だと寝つきにくくなるため、サラダやヨーグルトなど、睡眠中に胃腸の活動が高まらないような軽めの食事をとります。反対に、目覚めた後は仕事に備えてしっかりと食事をとって血糖値を上げましょう。

一週間の良眠スケジュール

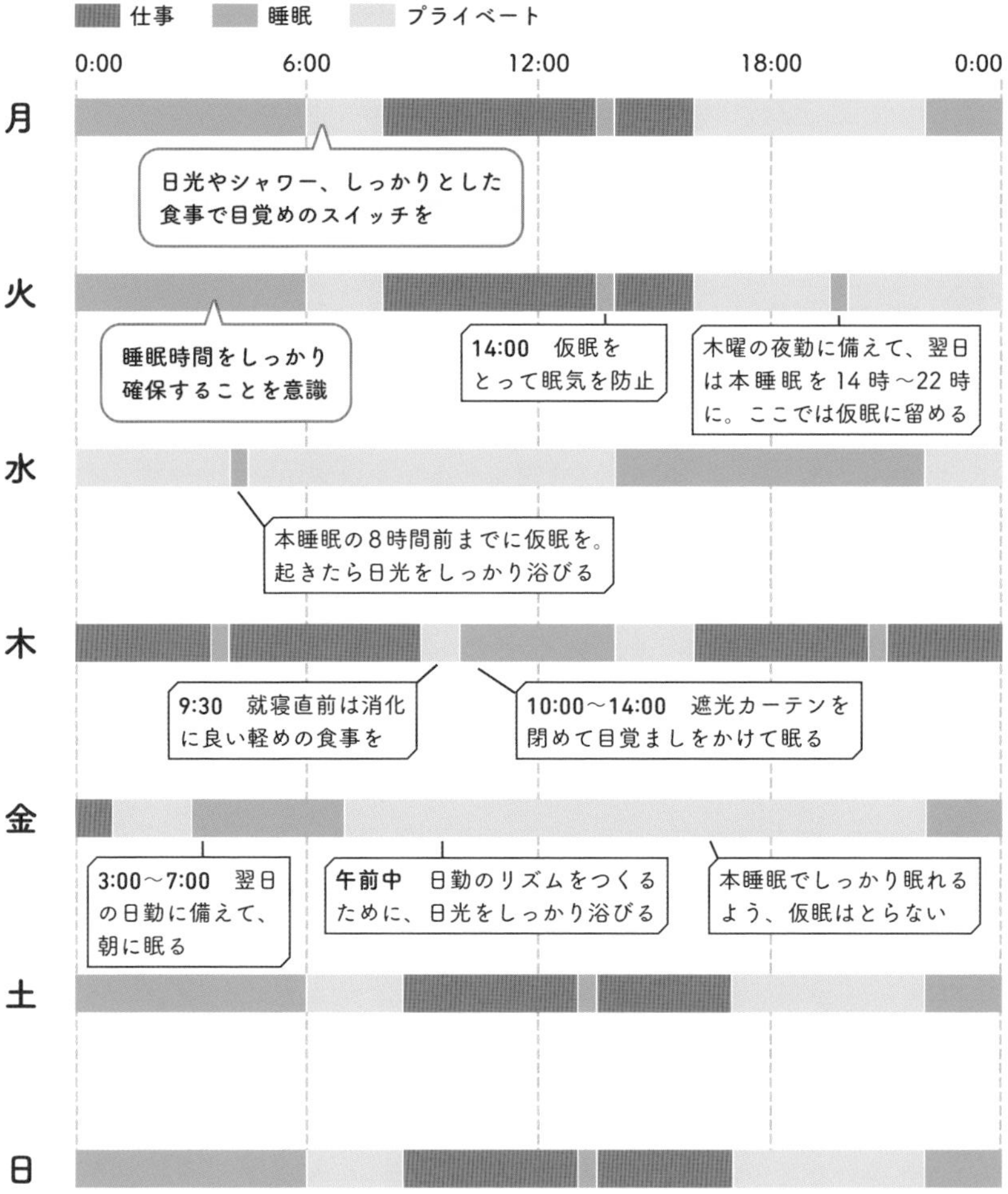
仕事
睡眠
プライベート
0:00
6:00
12:00
18:00
0:00
月
日光やシャワー、しっかりとした食事で目覚めのスイッチを
火
睡眠時間をしっかり確保することを意識
14:00　仮眠をとって眠気を防止
木曜の夜勤に備えて、翌日は本睡眠を14時～22時に。ここでは仮眠に留める
水
本睡眠の8時間前までに仮眠を。起きたら日光をしっかり浴びる
木
9:30　就寝直前は消化に良い軽めの食事を
10:00～14:00　遮光カーテンを閉めて目覚ましをかけて眠る
金
3:00～7:00　翌日の日勤に備えて、朝に眠る
午前中　日勤のリズムをつくるために、日光をしっかり浴びる
本睡眠でしっかり眠れるよう、仮眠はとらない
土
日

監修からのアドバイス

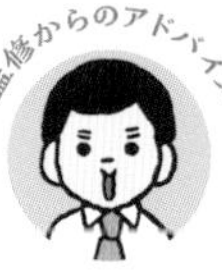

日勤と夜勤で多いほうの時間帯をベースにします。日勤が多いならそちらを優先し、朝は同じ時間に起きましょう。夜勤から日勤に変わる前には、本睡眠に備えて仮眠はとらないようにします。体調に気をつけ、意識的に睡眠リズムを調整します。

column

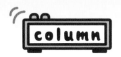

押さえればすっきり！

良眠5カ条

朝型・夜型・中間型、どのタイプの人も、
よく眠れて体の調子が良くなる5つのポイントを紹介します。

1 起床時間は休みの日でも変えない！

休日に遅い時間に起きると、仕事の日にリズムを戻せずにだるくなる。疲れが溜まって休日に長く眠りたい場合は、就寝時間を前倒しにするか、いつもと同じ時間に一度起きて日光を浴びた後に二度寝しよう。

2 光で目覚めスイッチオン！

朝起きたらカーテンを開けて、日光を浴びよう。そうすることで、しっかりと目覚めることができ、睡眠のリズムも整う。夜勤で夕方や夜に起きる人は、日光の代わりにLEDの白色光を浴びればOK。

3 本睡眠の時間はしっかり確保！

心身を休ませるために、睡眠時間はしっかりとろう。適切な睡眠時間は人によって異なるが、平均は8時間。目覚めてから眠気がなく、活動に支障がないというのが、自分にとっての適切な睡眠時間になる。

4 仮眠を積極的にとる！

仕事の休憩中には、積極的に仮眠をとろう。疲労が回復して、その後のパフォーマンスも良くなる。仮眠は15～30分間、本睡眠の8時間以上前にとると、本睡眠のタイミングにもきちんと眠くなる。

5 就寝前の食事は軽めにする！

就寝時に空腹だと寝つきが悪くなるので、フルーツなどの軽食をとろう。重いものは睡眠の質を下げるのでNG。反対に、起床後は体を目覚めさせるために、ごはんやパンなどを食べて血糖値を上げよう。

Chapter 2

タイプ別
“改眠”実践例

クロノタイプ×働き方の9タイプごとに、
一日のスケジュールのビフォーアフターを
紹介。どうやって良眠をゲットしたのか、
ポイントを見ていきましょう。

クロノタイプ

朝型 × 日勤

働き方

のビフォーアフター

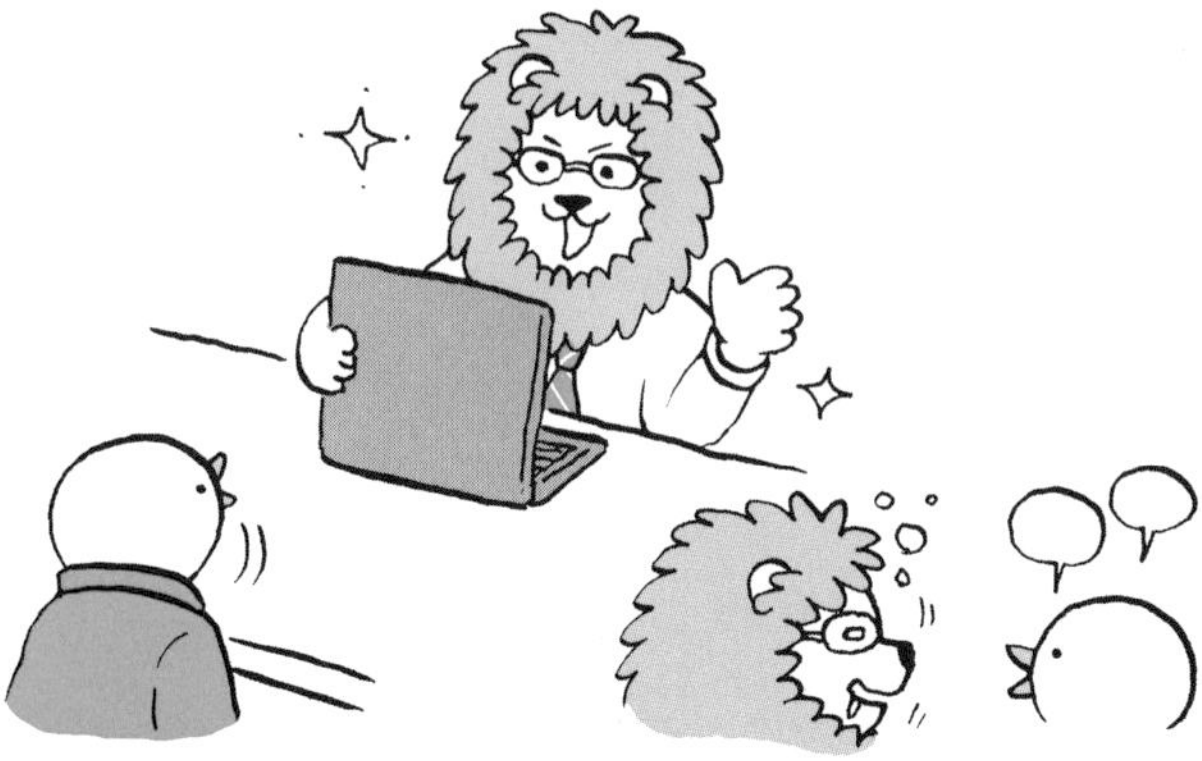

日勤で働いている朝型のライオンさんの悩みは、午後の眠気です。**朝は元気に働けるのですが、午後になると一変**。眠気が強くなって、会議が入るといつも睡魔との戦いになります。

頭が働かずアイデアが出ないので会議が長引く上に、集中力が続かずにメモの取り忘れなどで、ミスをすることが多くなっていました。

仕事のパフォーマンスのピークが朝に来る朝型さんにとっては、**いかに午前中に効率良く活動できるかがカギ**となります。

ライオンさんは朝7時に起きてい

朝型と夜型の体温変化イメージ

「大阪がん循環器病予防センター」の HP を参考に作成

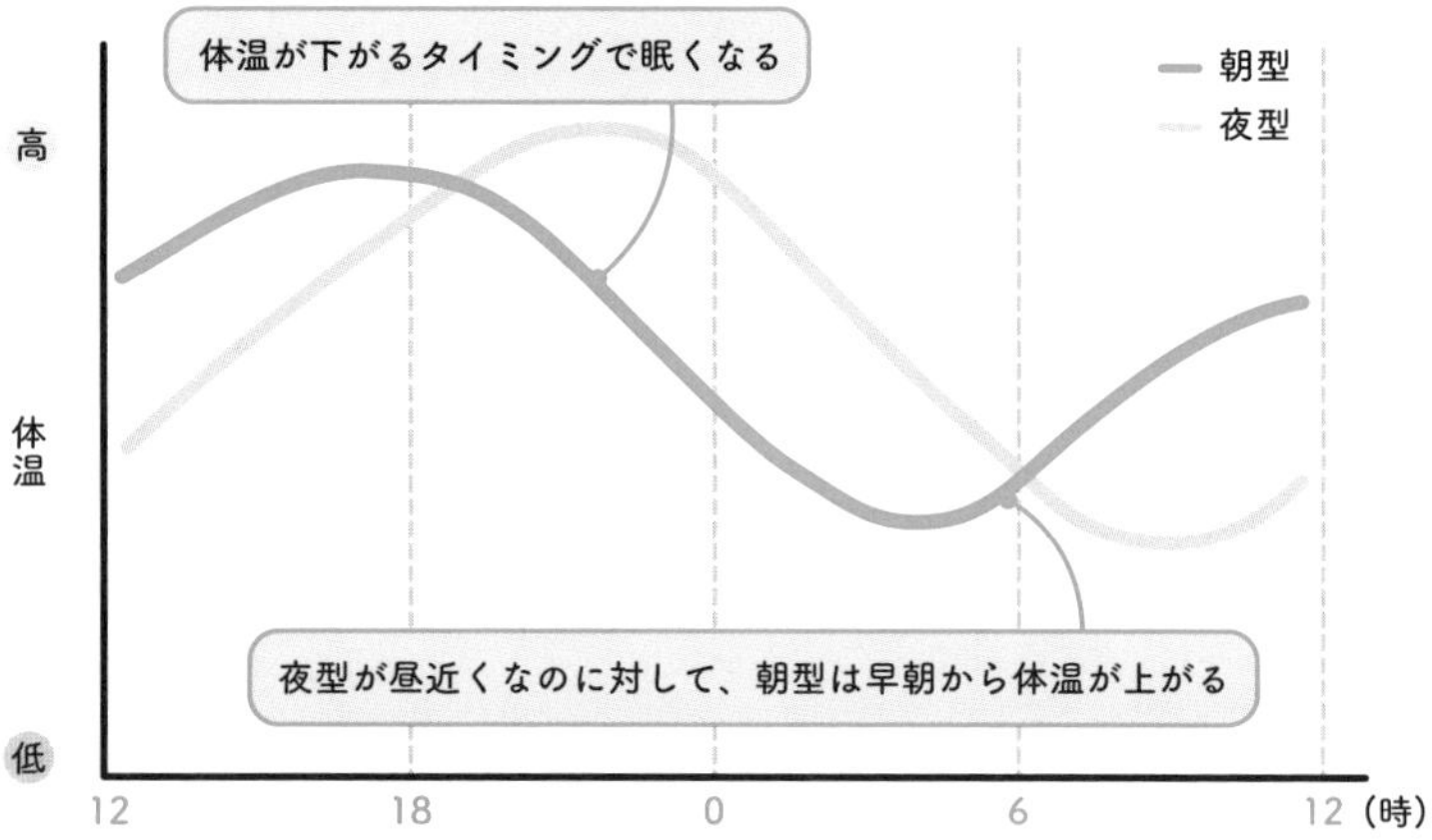
体温が下がるタイミングで眠くなる
朝型
夜型
高
体温
低
夜型が昼近くなのに対して、朝型は早朝から体温が上がる
12
18
0
6
12 (時)

夜型に比べて、朝型は早朝から体温が上昇して体が覚醒状態に入り、18 時を過ぎると一気に下がる。

ましたが、これは朝型さんにとっては少し遅めでした。仕事が終わって帰宅後、夜寝るまでは大好きな趣味のプラモデル作りに没頭していましたが、気付いたらプラモデル片手にうとうと眠ってしまったなんていうこともしばしばありました。

そんな誤った睡眠習慣を改善するために、まずおすすめしたいのは**「起床時間を1時間早めること」**です。そして、その分夜も1時間早く寝ます。朝型さんは、ほかのタイプに比べて体温が上がり始める時間が早く、目覚めが良いです。そのため、早起きして出勤までの時間を趣

集中力のゴールデンタイム

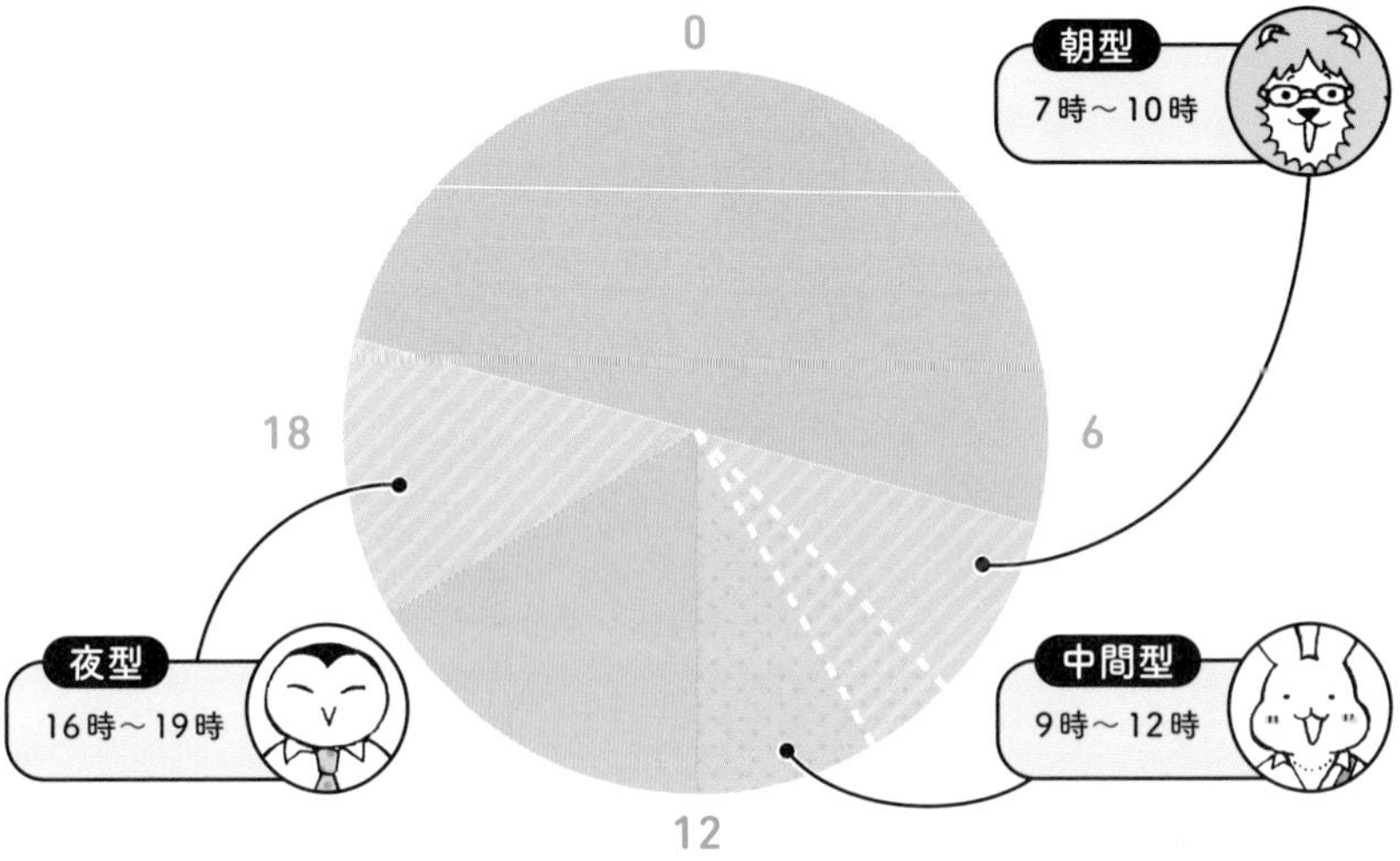

0
6
12
18
朝型
7時～10時
中間型
9時～12時
夜型
16時～19時

朝型・夜型・中間型と、クロノタイプによって、集中力が最も高まる時間帯が違う。大事な用事は、自分の得意な時間帯に入れるのがおすすめ。

味に当てるようにしました。

朝型さんは、朝、出勤してデスクに座った瞬間から元気に働けるので、**重要な会議はできるだけ午前中に済ませておくようにしましょう**。頭が冴え渡りアイデアも湧きやすいので、積極的に意見が言えるなど、良いことばかり!

一方で、午後からは集中力がダウンしがち。それを防ぐために**お昼の休憩時に仮眠をとる**ことで、終業まで元気に仕事に取り組めるようになります。仮眠を本睡眠の8時間前までに済ませることで、本睡眠の質も落とさずに眠れます。

一日の改眠例 起床時間を早めて用事も午前中に！

Before

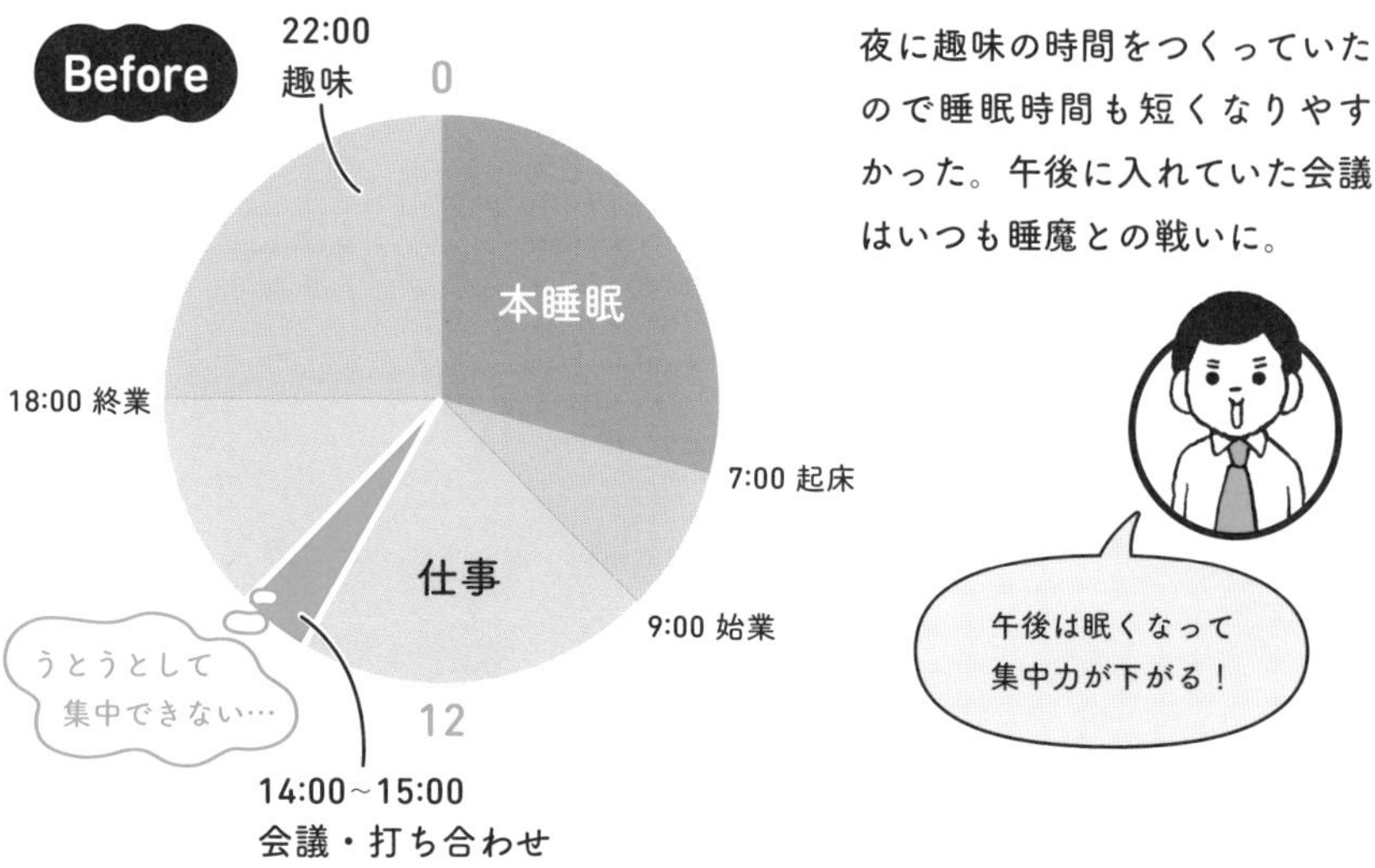
22:00
趣味
0
本睡眠
18:00 終業
7:00 起床
仕事
9:00 始業
うとうとして
集中できない…
12
14:00～15:00
会議・打ち合わせ
午後は眠くなって
集中力が下がる！

夜に趣味の時間をつくっていたので睡眠時間も短くなりやすかった。午後に入れていた会議はいつも睡魔との戦いに。

After

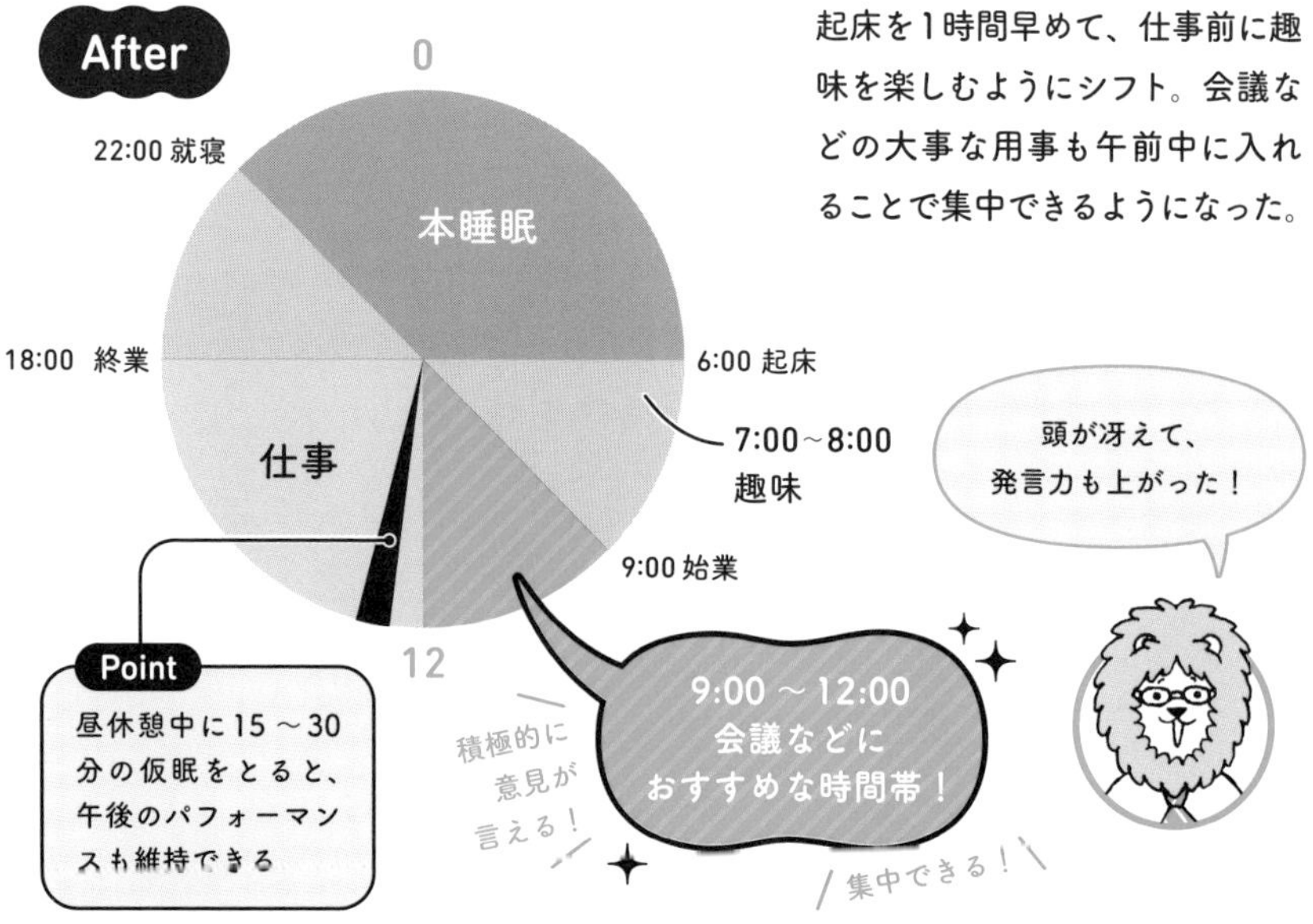
0
22:00 就寝
本睡眠
18:00 終業
6:00 起床
仕事
7:00～8:00
趣味
9:00 始業
12
頭が冴えて、
発言力も上がった！
9:00 ～ 12:00
会議などに
おすすめな時間帯！
積極的に
意見が
言える！
集中できる！

起床を1時間早めて、仕事前に趣味を楽しむようにシフト。会議などの大事な用事も午前中に入れることで集中できるようになった。

Point
昼休憩中に15～30分の仮眠をとると、午後のパフォーマンスも維持できる

朝型×夜勤のビフォーアフター

クロノタイプ 朝型 × 働き方 夜勤

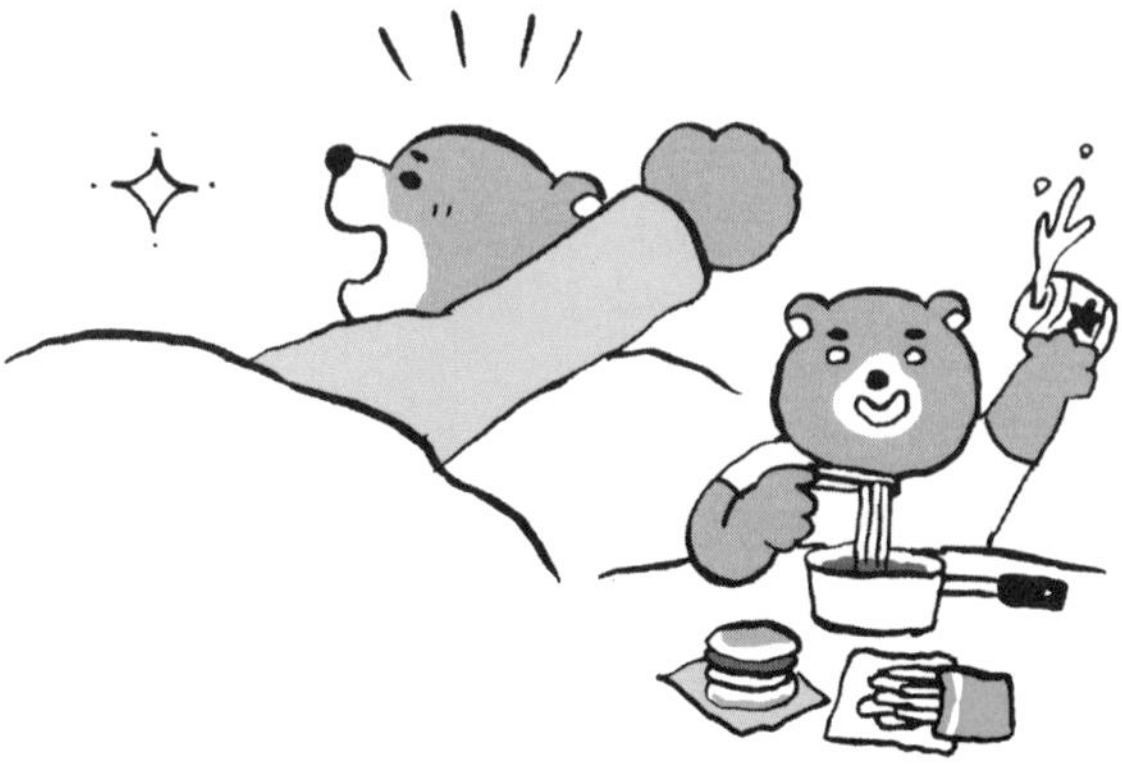

夜勤で働く朝型のクマさんは、**普段から疲労を感じやすく、休日になるとここぞとばかりに寝溜めをしています**。それによって夜勤を乗りきっているつもりでした。しかし実際には、寝溜めをしても疲れがとれている実感はなく、休日のうちに仕事の疲れをしっかりとる方法がわからないというのが悩みでした。

早寝早起きが得意な朝型さんにとって、夜勤は理想とは真逆の働き方です。クマさんの勤務時間は20時から翌朝5時まで。疲れた夜勤明けに帰宅して、好きなものを食べ、お酒を飲んで寝落ちが定番。休日もお

食後の血糖値の変化

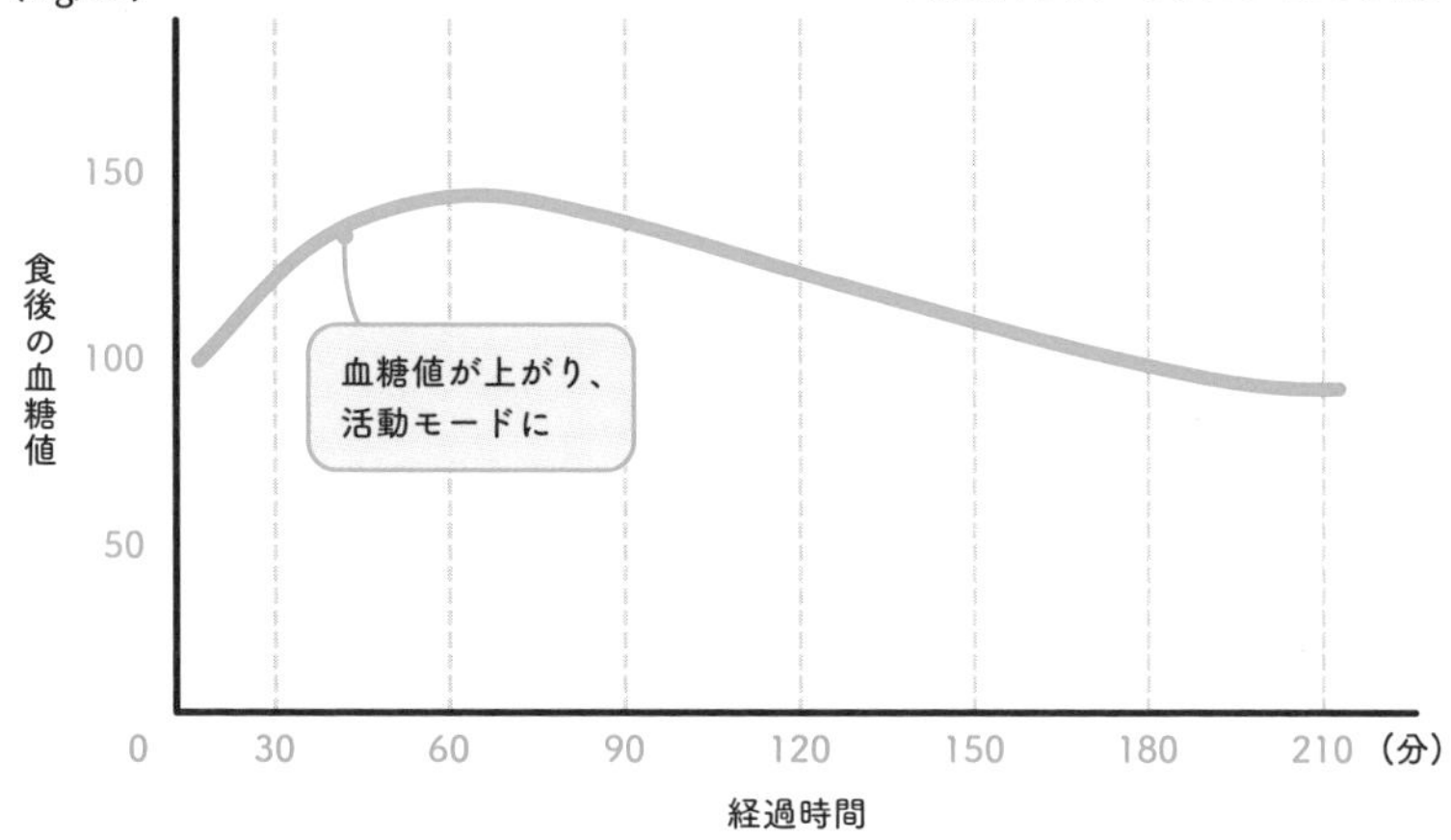
(mg/dL)
食後の血糖値
150
100
50
0
30
60
90
120
150
180
210
(分)
経過時間
血糖値が上がり、
活動モードに

「糖尿病ネットワーク」のHPを参考に作成

起床後は炭水化物をとることで、食後30分くらいから血糖値が上がり始める。
これによって体が活動モードに切り替わる。

酒を飲んで好きなだけ爆睡するのが恒例となっているようですが、実はこの寝溜めこそが睡眠や生活のリズムを崩す要因なのです。

良質な睡眠をとって体の負担を軽くするための大きなポイントが、「起床時間を一定に保つこと」。仕事がある日の起床時間に対して、**2時間以上遅くに起床しているとしたら、そこでリズムが崩れてしまい、**たくさん寝ているのに疲れがとれない、調子がイマイチ上がらないという原因になります。

クマさんが改眠のためにまず実践したのは、**休日の起床時間を仕事が**

アルコールと不眠の関係

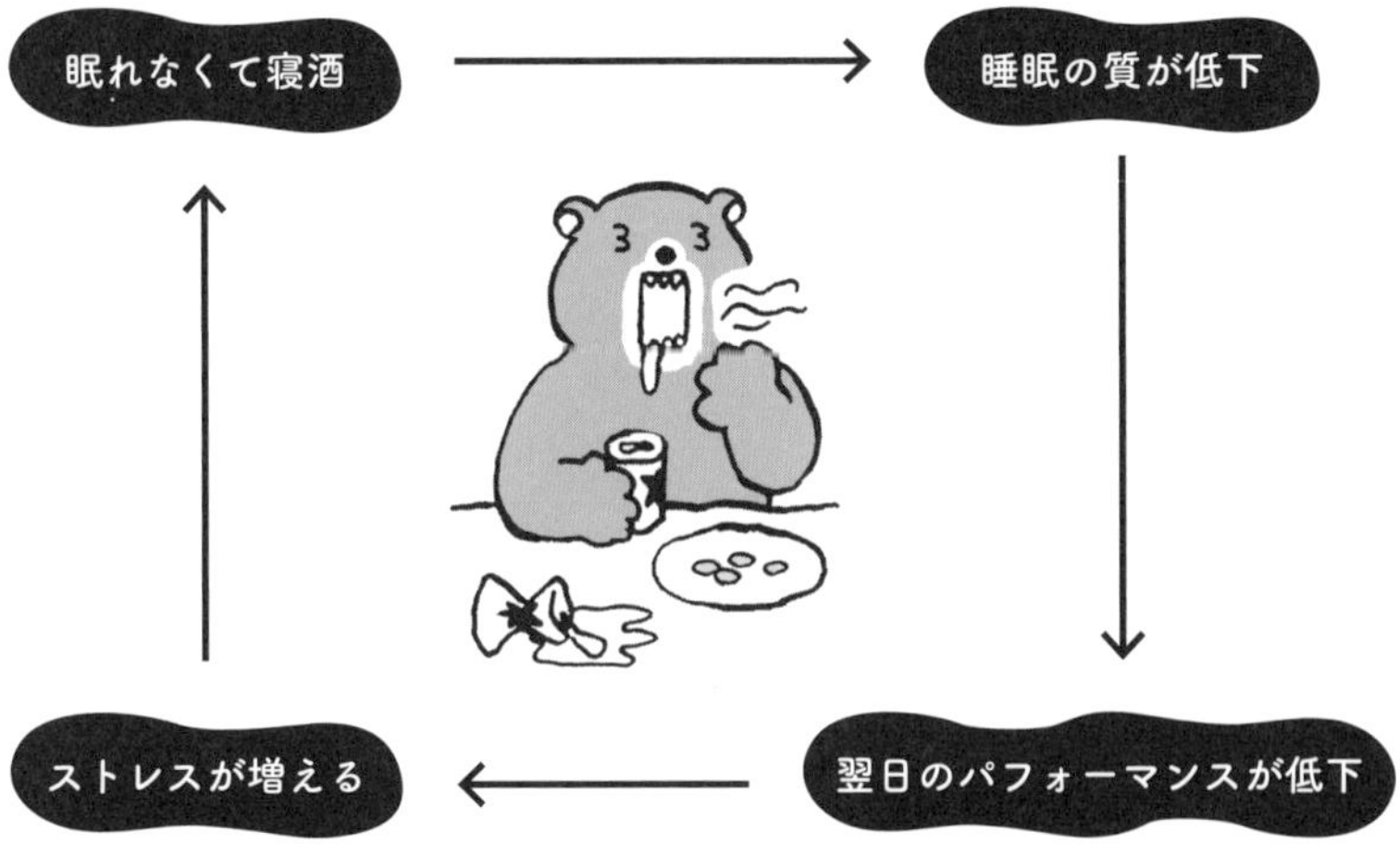
眠れなくて寝酒
睡眠の質が低下
翌日のパフォーマンスが低下
ストレスが増える

就寝直前の飲酒は、寝つきこそ良くするものの、中途覚醒や睡眠の質の低下を招くので、就寝3時間前からは控える。

ある日と同じ18時に設定すること。もし、睡眠時間を長くとりたいという場合は**就寝時間をその分前倒し**にしましょう。

そしてもう1つが、食事の見直しです。就寝前の重めの食事や飲酒をやめ、**空腹を抑える程度の軽食にします**。フルーツやヨーグルトなど脂質や糖質の低いものがおすすめです。反対に、起床後はしっかり炭水化物やたんぱく質をとりましょう。私たちの体は、血糖値の上昇とともに覚醒するようにできています。体を活動モードに切り替えるスイッチにもなるのです。

一日の改眠例 休日でも起床時間はいつも通りに!

Before

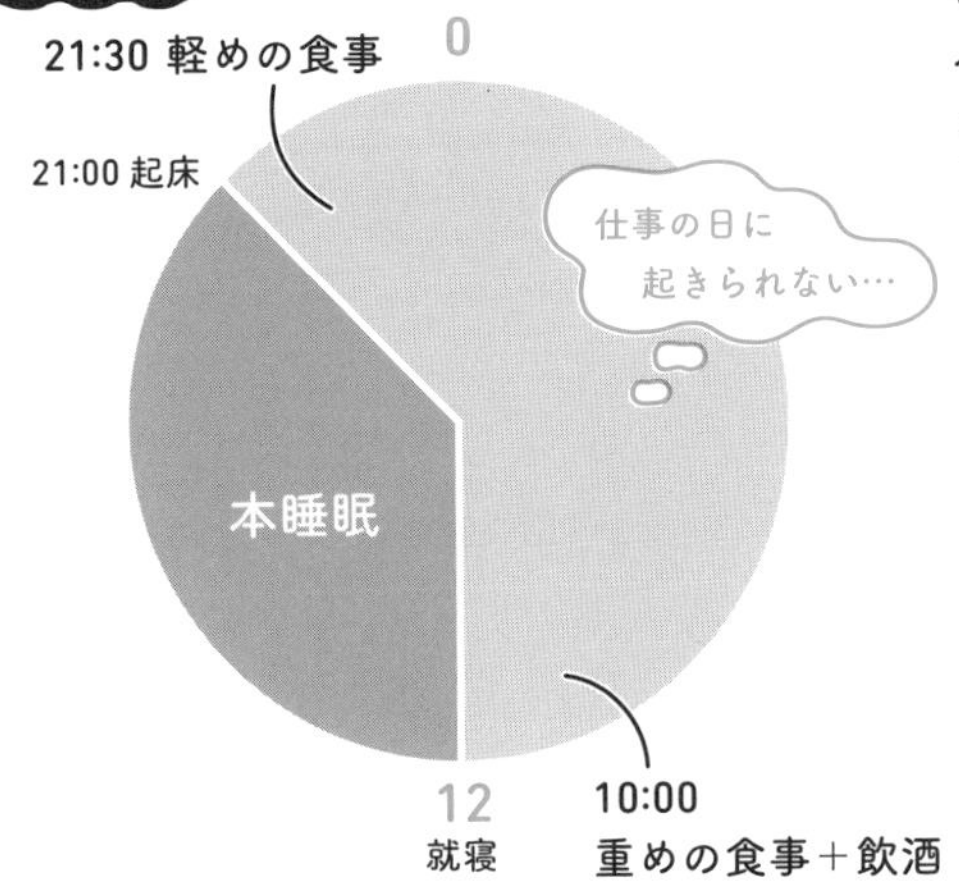

休日はたっぷり寝溜めが定番に。就寝前の飲酒やたくさん食べる習慣が、眠りの質をいっそう低下させていた。

仕事がある日と
起床時間をずらすと
リズムが崩れる!

After

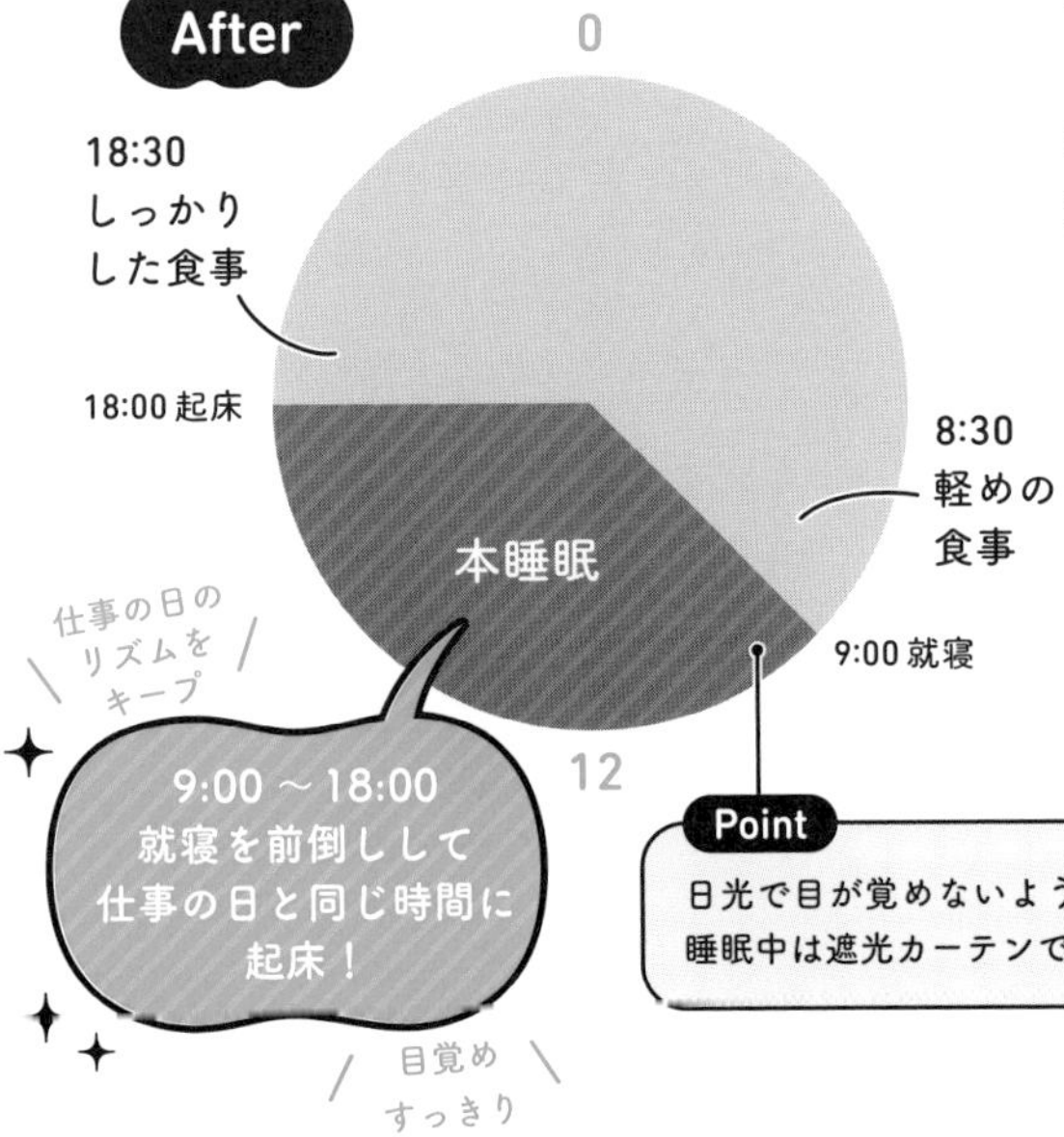

起床時間を一定にして、寝る前と起床後の食事のボリュームを逆にすることで、睡眠の質がアップする!

Point
日光で目が覚めないように日中の睡眠中は遮光カーテンで暗くする

起きる時間を
一定にしたら平日すっきり
起きられた!

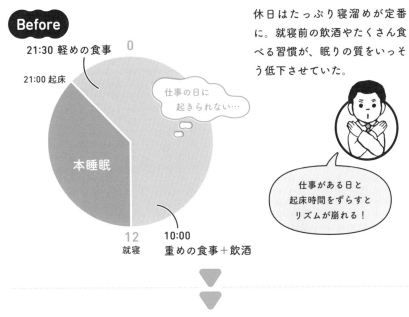

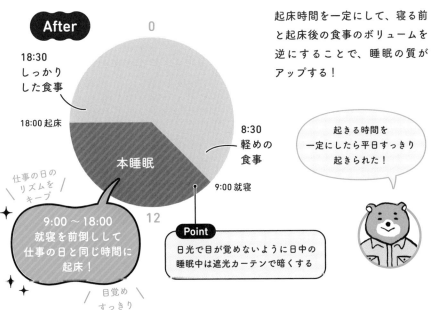

クロノタイプ 働き方

朝型 × シフト制 のビフォーアフター

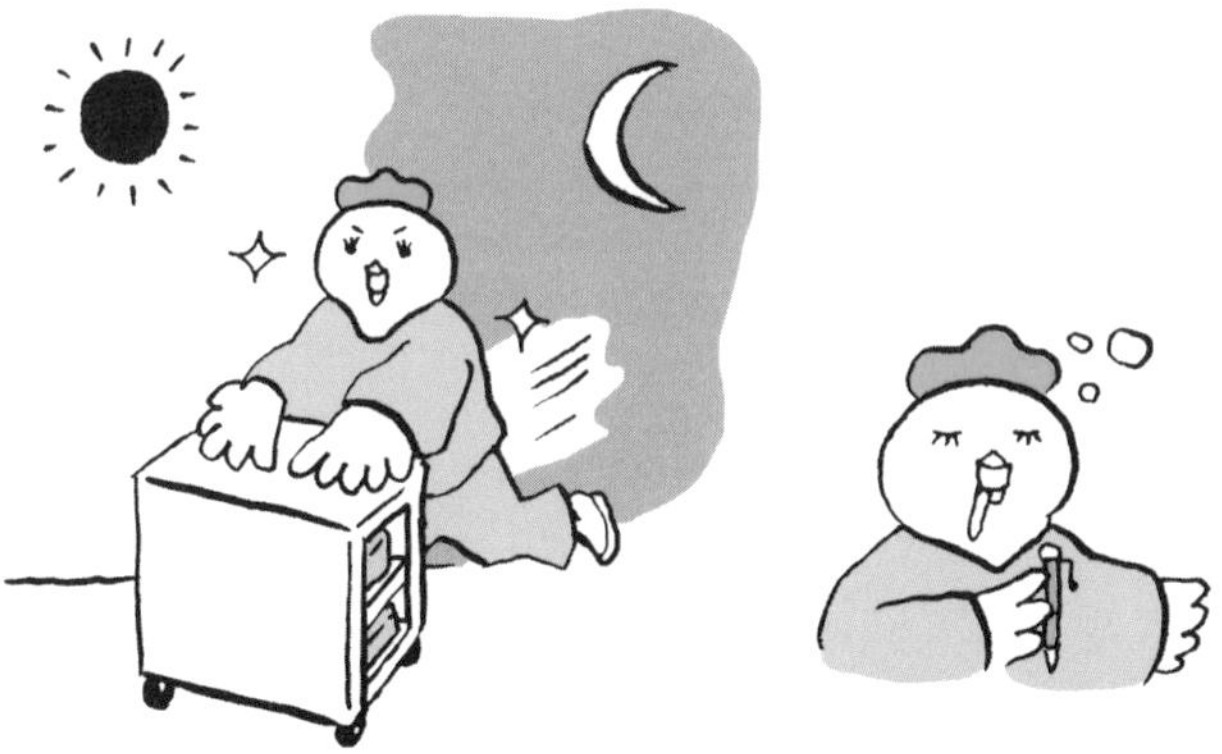

勤務時間がその日によって異なり、夜勤も含まれるシフト制。規則正しい生活でこそ、力を発揮しやすい朝型のニワトリさんの悩みは、**夜勤から日勤へのシフトチェンジが、うまくできない**ことでした。

夜勤後に休日を一日はさんで日勤が待っているというようなシフトがたびたびあります。「明日は休みだから」と夜勤明けにまずは時間を気にせずたっぷり眠りたいと思いますよね。しかし、それだと**体は夜勤モードのまま**。翌日も日中は眠ってしまって、夜に眠れず眠たい目をこすりながらの出勤になってしまいま

睡眠の前後の食事

就寝前 胃腸に負担をかけない軽食

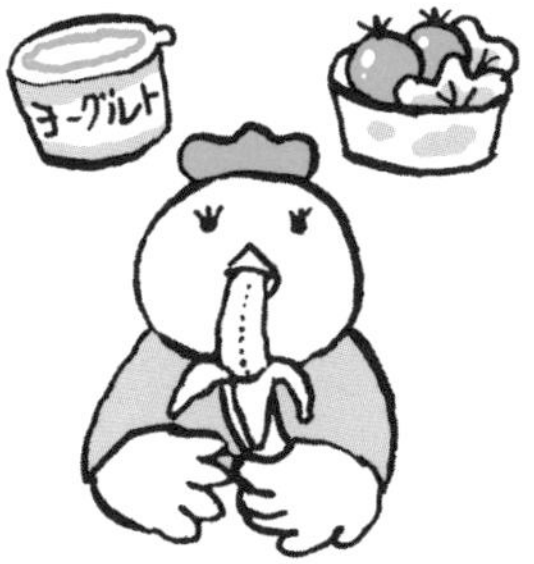

・ヨーグルト　・フルーツ
・サラダ（ドレッシングはノンオイルが良い）など

起床後 血糖値を上げるしっかりとした食事

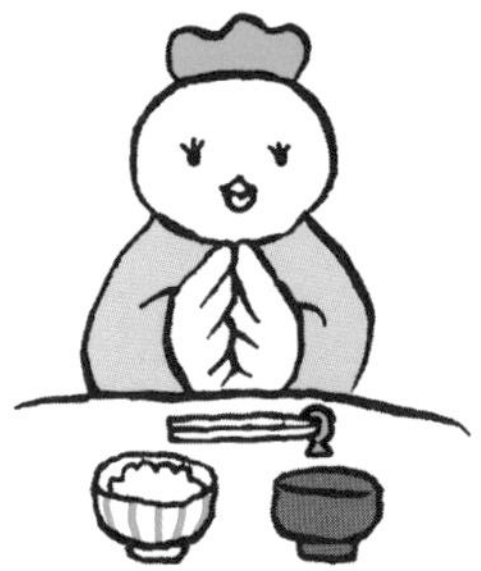

・ごはん（またはパン）　・みそ汁
・目玉焼きなど

脂質や糖質が多い食事をすると、睡眠の質が下がる。就寝前は空腹を抑える程度の軽いものを、起床後は体を目覚めさせるためにしっかり食べよう。

す。そのため、心身ともにイマイチ調子が乗りきらずに仕事中も眠気や集中力の低下と戦うことが続いていました。

朝型のニワトリさんが、夜勤から日勤へとうまく体のリズムを移向するためには、夜勤が明けた日の過ごし方がポイントになります。

夜勤明けは日中の本睡眠はとりません。さすがに夜勤明けでずっと起き続けるのは厳しいので、**仮眠をとりましょう**。仮眠は30分間までに。長くとりすぎると、逆に体がだるくなります。**夜勤明け当日には22時に寝て、翌日は6時に起床**。同じよう

仮眠時間ごとの効果

	眠気の解消	作業能力の向上	本睡眠に影響しない
1～5分	○	△	◎
6～15分	○	○	○
16～30分	◎	◎	○
31分～	○	○	×

出典：ニューロスペース

仮眠は、長すぎると本睡眠に影響が出る。ただ、短すぎると効果がないので、ベストは15～30分。頭を心臓より高くすると、寝すぎを防げる。

に次の日も22時に眠れるように過ごせば、体調も整い、翌日の日勤は元気に仕事ができるコンディションになります。

食事は、帰宅後お腹が空いていたら脂質や糖質が少なめの軽めの食事をとって、しっかりとした食事はいつも夜勤前に食べるのと同じタイミングに。**本睡眠の前も朝と同じく軽食にして睡眠を妨げないようにすると、睡眠の質が上がります**。本来、早起きが得意な朝型さんですから、食事や睡眠のタイミングなどに気をつけて一日を過ごせば、次の日の朝はすっきり起きられます。

一日の改眠例　日勤の前には本睡眠を夜に!

Before

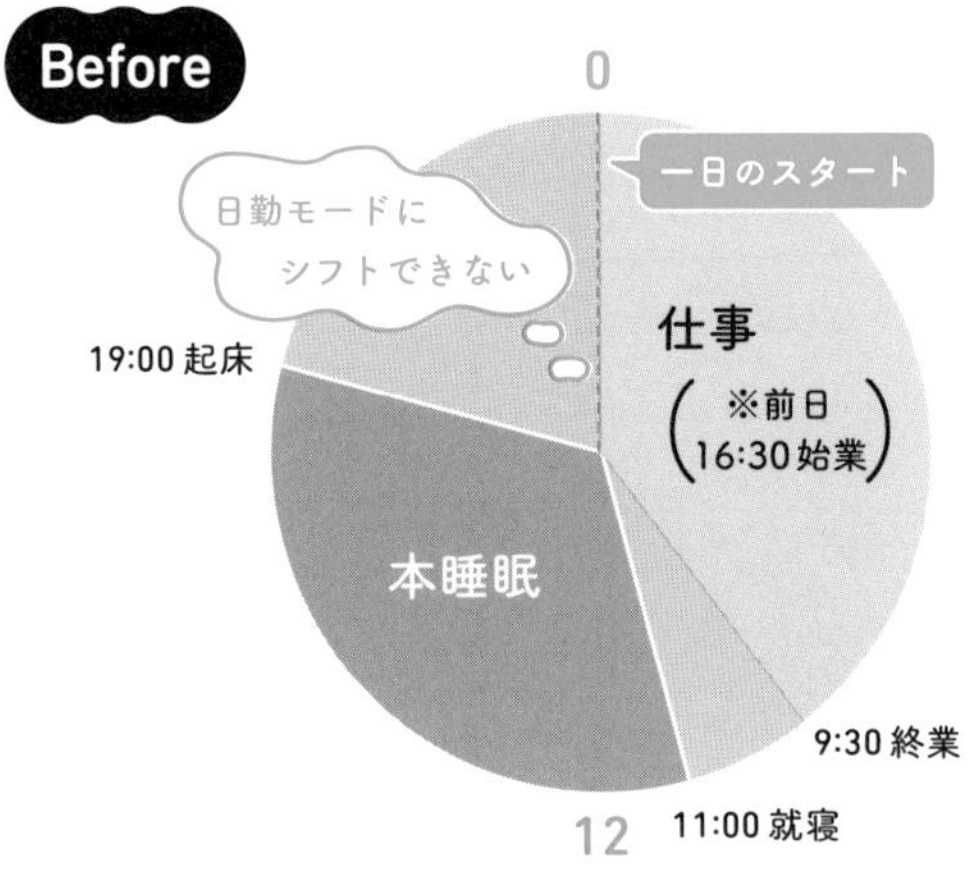

夜勤明けで、2日後に日勤。朝と夜の逆転生活から、日勤のリズムに戻れず、日勤のパフォーマンスが落ちていた。

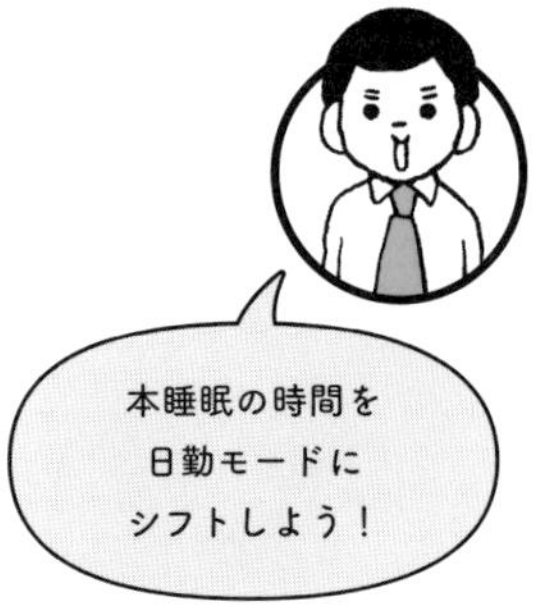
本睡眠の時間を
日勤モードに
シフトしよう!

After

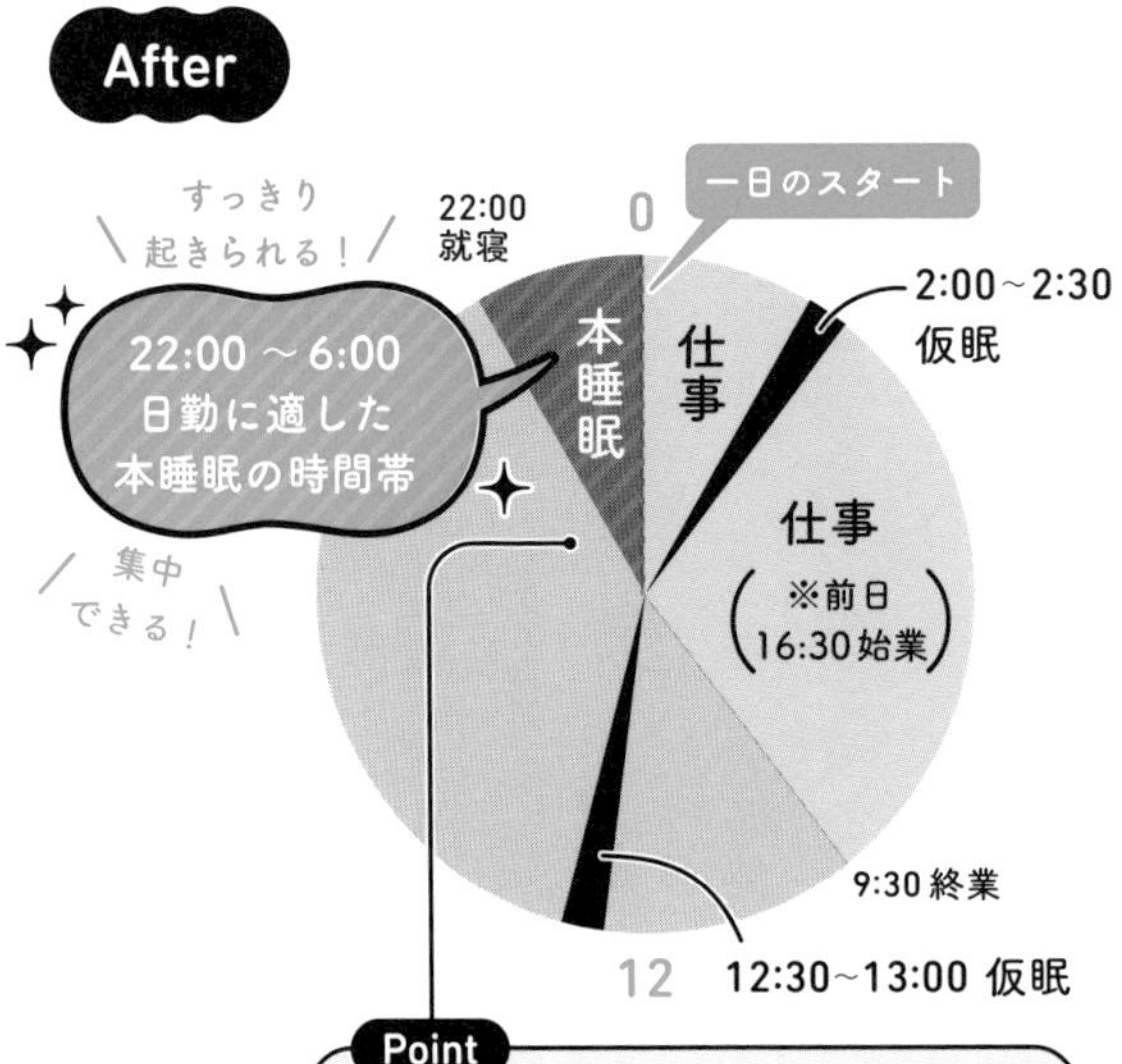

夜勤明けの日中は仮眠をとり、本睡眠は夜に。そうすることで、2日後の日勤に向けてリズムがつくられ、心身の調子も整えられる。

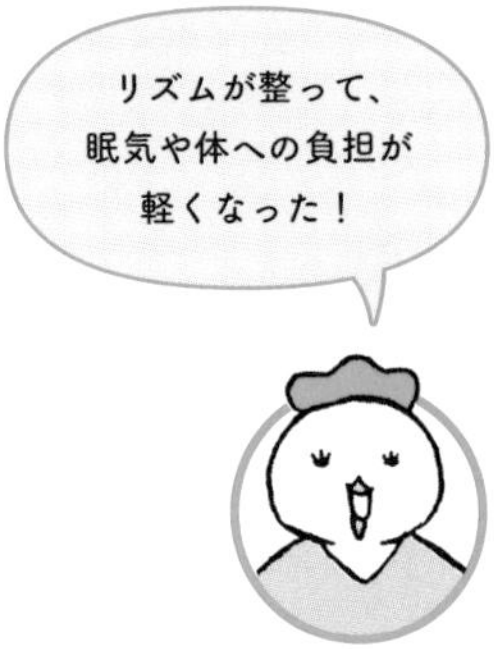
リズムが整って、
眠気や体への負担が
軽くなった!

Point

眠る前のしっかりとした食事も睡眠の質を下げる原因。消化に良いものを食べよう!

クロノタイプ 夜型 × 働き方 日勤 のビフォーアフター

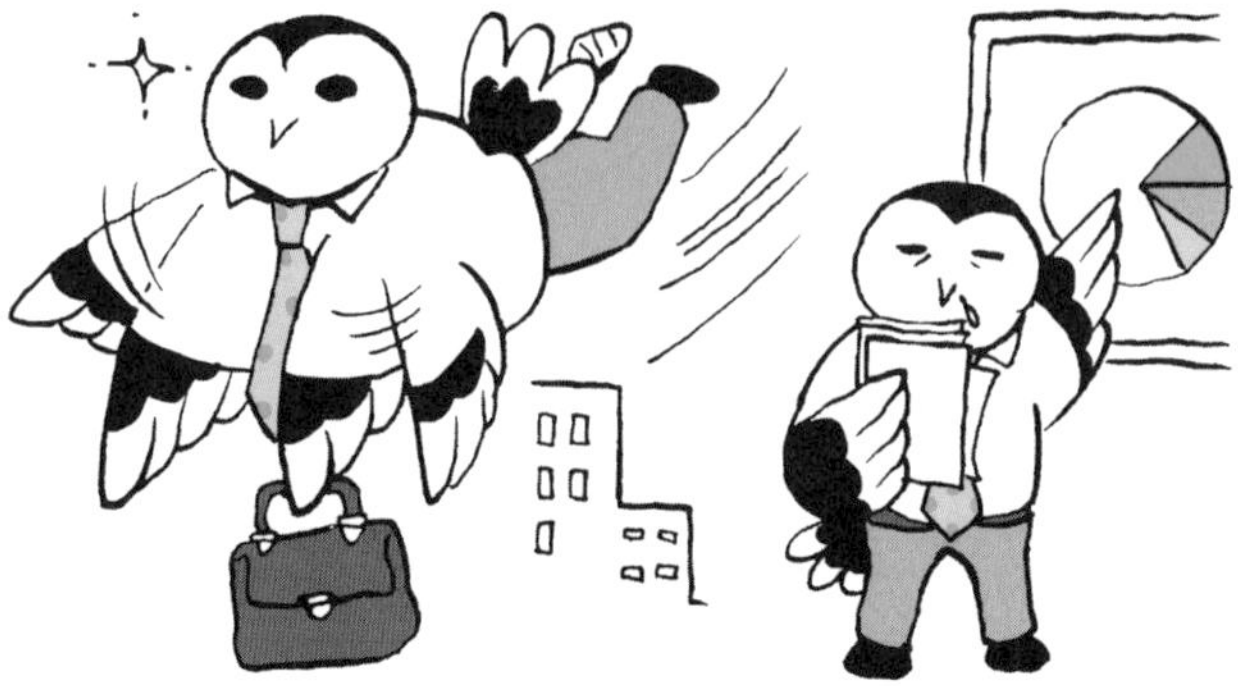

学生時代から夜にはめっぽう強く、夜更かしをしがちだったフクロウさん。昼間は営業で取引先に出かけることが多いためか、夜はすっかり疲れてしまい、**帰りの電車ではたいていうたた寝**をしてしまいます。

そのせいで、帰宅後に**眠るべき時間になってもまったく寝つけません**。結局寝落ちするまでゲームでやり過ごし、朝は目覚ましのアラームで無理やり起こされる日々。ボーッとした頭で食事もそこそこに会社に向かいます。

夜型さんは、そもそも朝は効率が上がりにくい傾向にあるため、フク

夜型×日勤の理想のスケジュール

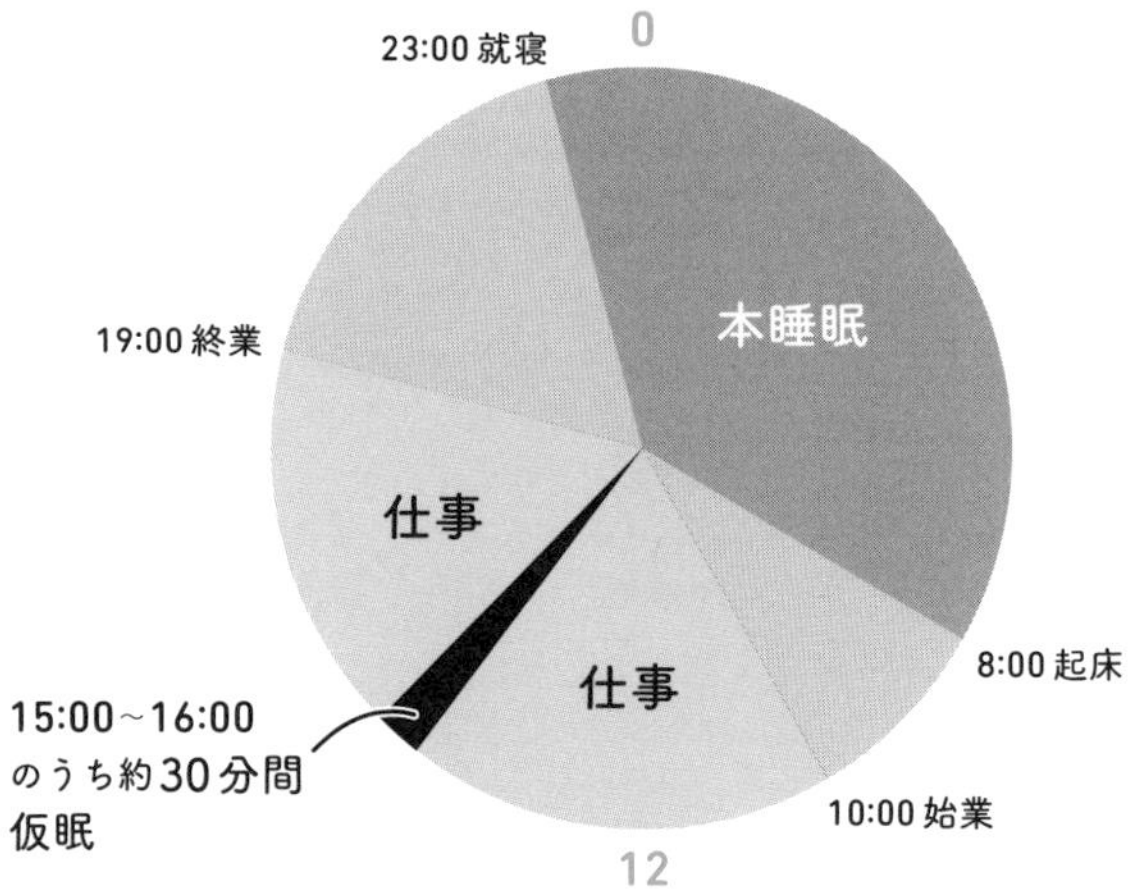

フレックス制を利用できる場合、10時～19時に仕事をし、15時～16時のうちの15～30分を仮眠にあてると、仕事がいっそうはかどる。

ロウさんのように夜型で日勤の場合には特に注意が必要です。朝からフル回転で働くのは体に負担がかかるため、**睡眠時間をより多くとって、十分に休息する**必要があります。

　フクロウさんは現在の悪循環を断ち切るために、まず**帰宅途中にうたた寝をしないようにし、**さらに睡眠時間を確保するために、**就寝時間を早めるようにしました。**

　日勤だと起きてから6～7時間後の眠気が来るタイミングは、おおよそ昼食を食べた後の時間帯ですが、そこで**仮眠をとるようにすると、心身の疲労もかなり少なくなりました。**

シャワーと全身浴による血圧変化

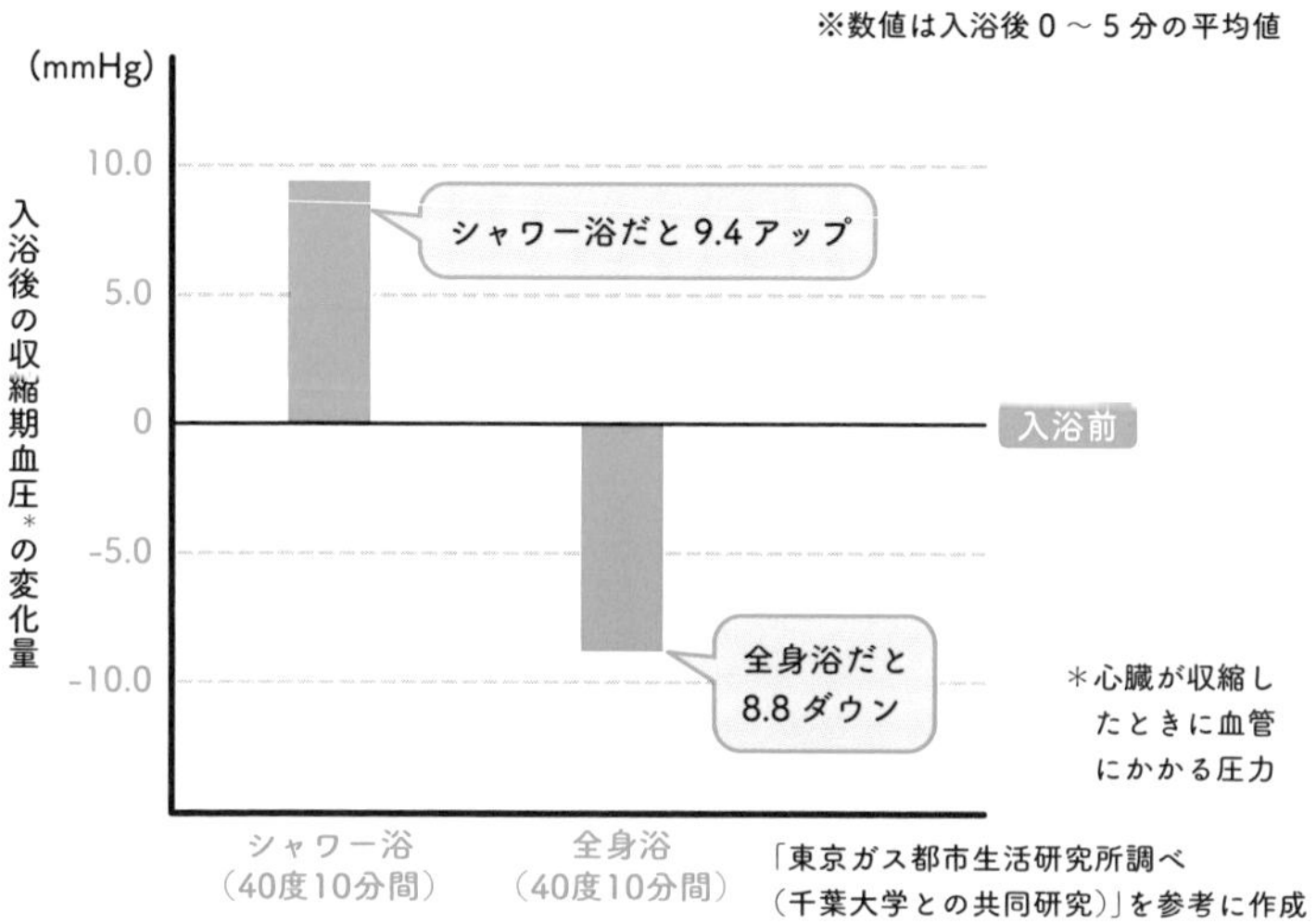
※数値は入浴後0～5分の平均値
(mmHg)
10.0
5.0
0
-5.0
-10.0
入浴後の収縮期血圧*の変化量
シャワー浴だと9.4アップ
入浴前
全身浴だと
8.8ダウン
*心臓が収縮したときに血管にかかる圧力
シャワー浴
(40度10分間)
全身浴
(40度10分間)
「東京ガス都市生活研究所調べ
(千葉大学との共同研究)」を参考に作成

シャワー浴は自律神経の１つである交感神経を刺激し、血圧を上げて目覚まし効果をアップさせる。反対に全身浴は心身を落ち着かせてくれる。

さらに、朝の目覚めを良くするために、**40度くらいの熱めのシャワーを10分間浴び、朝食をしっかりとって血糖値を上げる**ことで、頭と体をシャキッと目覚めさせるように心がけました。

夜型は、夜に眠くなりにくいので、午前中に日光を意識的にたくさん浴びて**体内時計を前倒しに**し、夜はメラトニンの分泌を阻害しないよう**室内の照明を電球色にする**という工夫もプラスしました。

「朝は苦手」と思い込んでいたフクロウさんも、次第に朝から仕事の効率が上がるようになりました。

一日の改眠例　うたた寝をやめて早めに就寝！

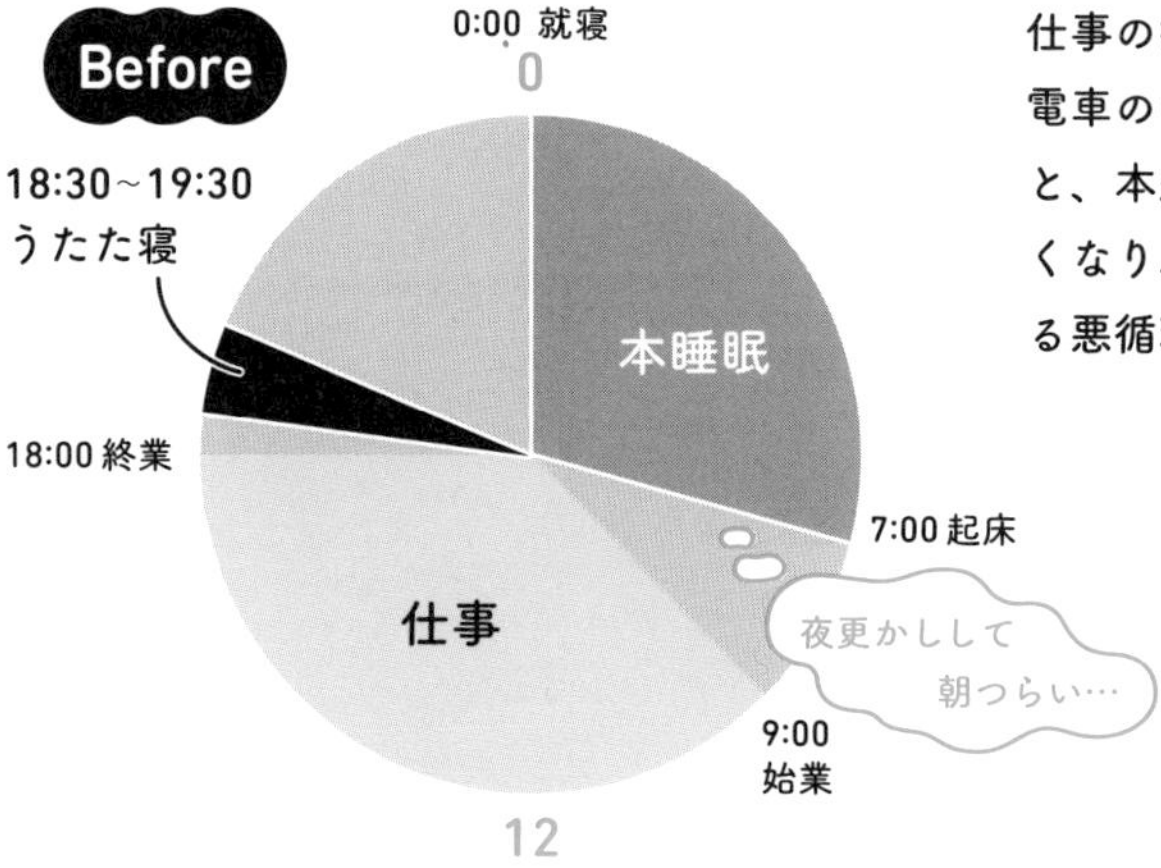

仕事の疲れもあり、つい帰りの電車の中で眠ってしまう。すると、本来眠るべき時間に眠れなくなり、睡眠時間が足りなくなる悪循環に。

うたた寝をすると、
夜に眠気を
感じにくくなる

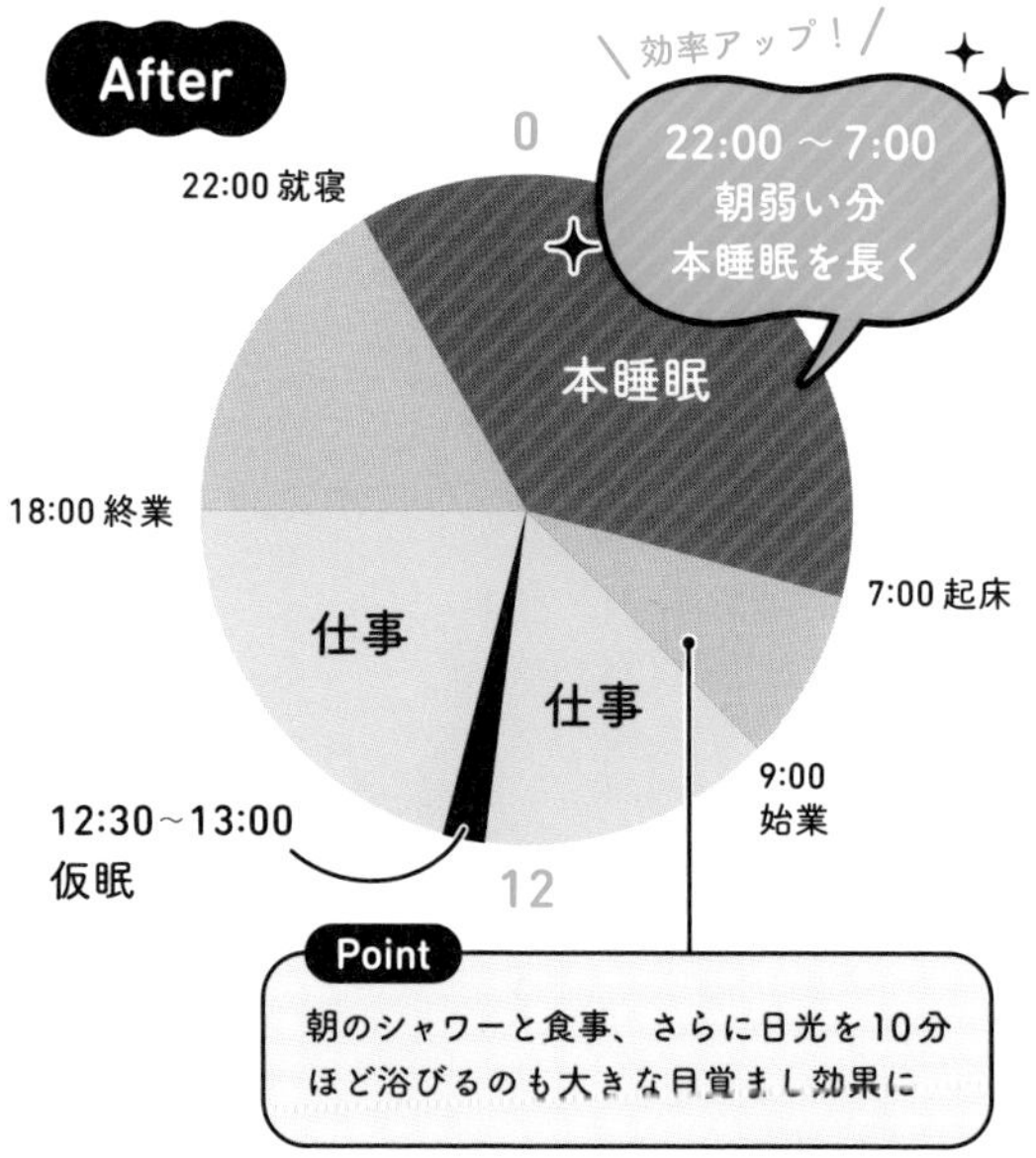

Point
朝のシャワーと食事、さらに日光を10分ほど浴びるのも大きな目覚まし効果に

睡眠時間を確保することを意識して就寝時間を早めるようにした。そして、起床後に熱いシャワーを浴びて体をシャキッと目覚めさせ、仕事への意欲もアップ！

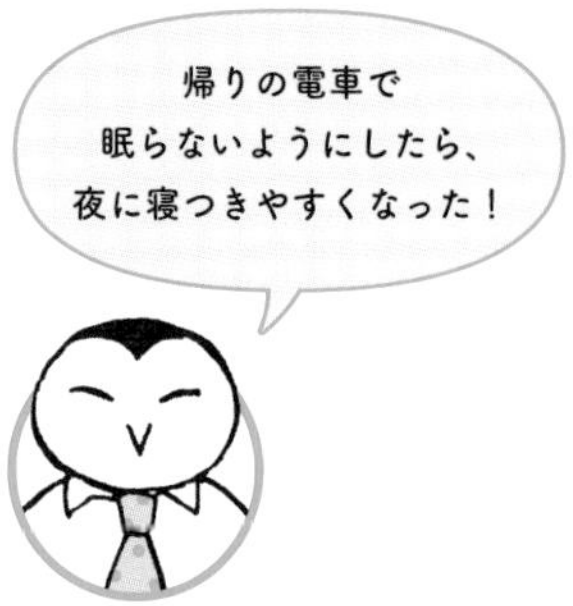
帰りの電車で
眠らないようにしたら、
夜に寝つきやすくなった！

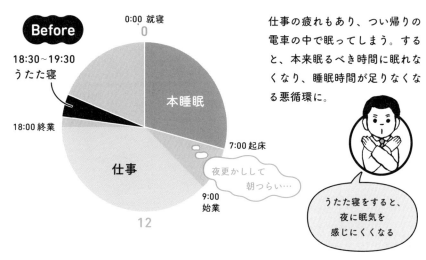

クロノタイプ　　　　働き方

夜型 × 夜勤 のビフォーアフター

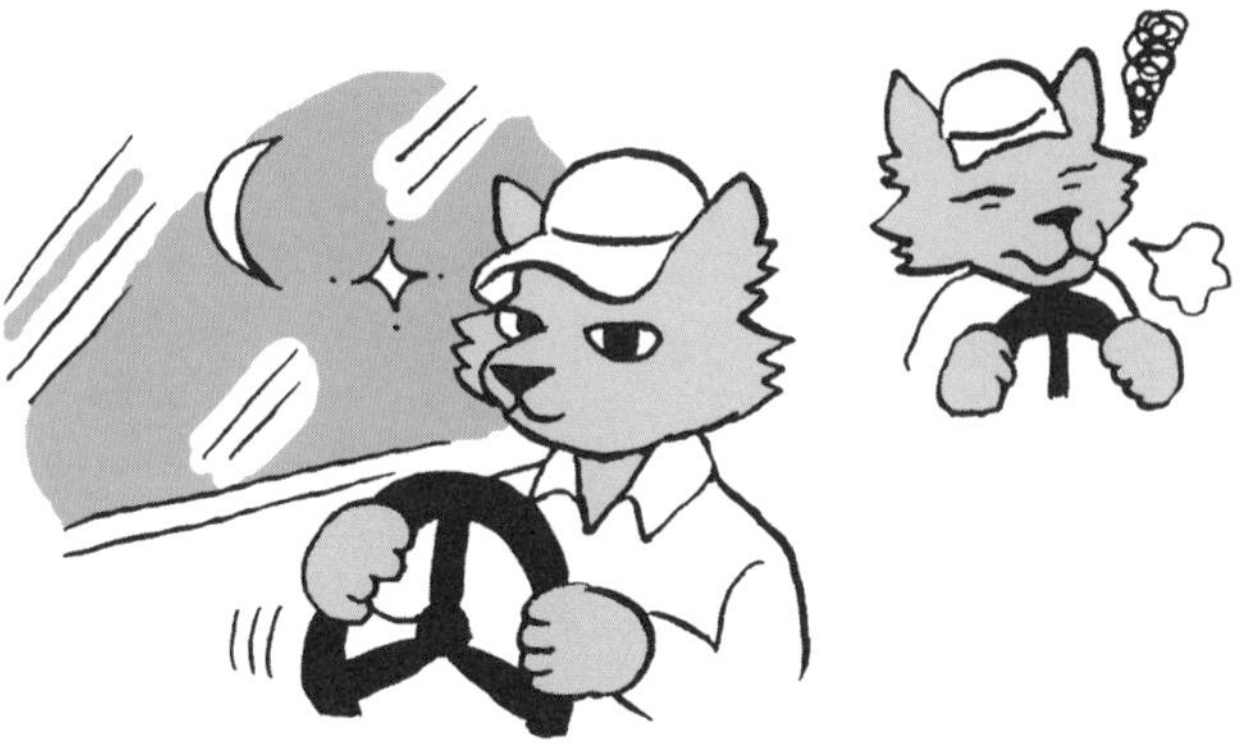

トラックドライバーのオオカミさんは、高速道路の深夜割引を狙って夜間に長距離の運転をすることがほとんどです。

もともと夜の活動が得意だったので、昼夜逆転の生活に問題は感じていませんでしたが、**いざ眠ろうとしてもなかなか寝つけなかったり、起きても疲れが残っていたりすることが多くありました**。その原因は、睡眠の質と睡眠時間でした。

まず質の問題は、食事のとり方と関係しています。オオカミさんは仕事の後にとんかつなどのがっつりとしたお弁当を満腹になるまで食べる

身のまわりの光の量

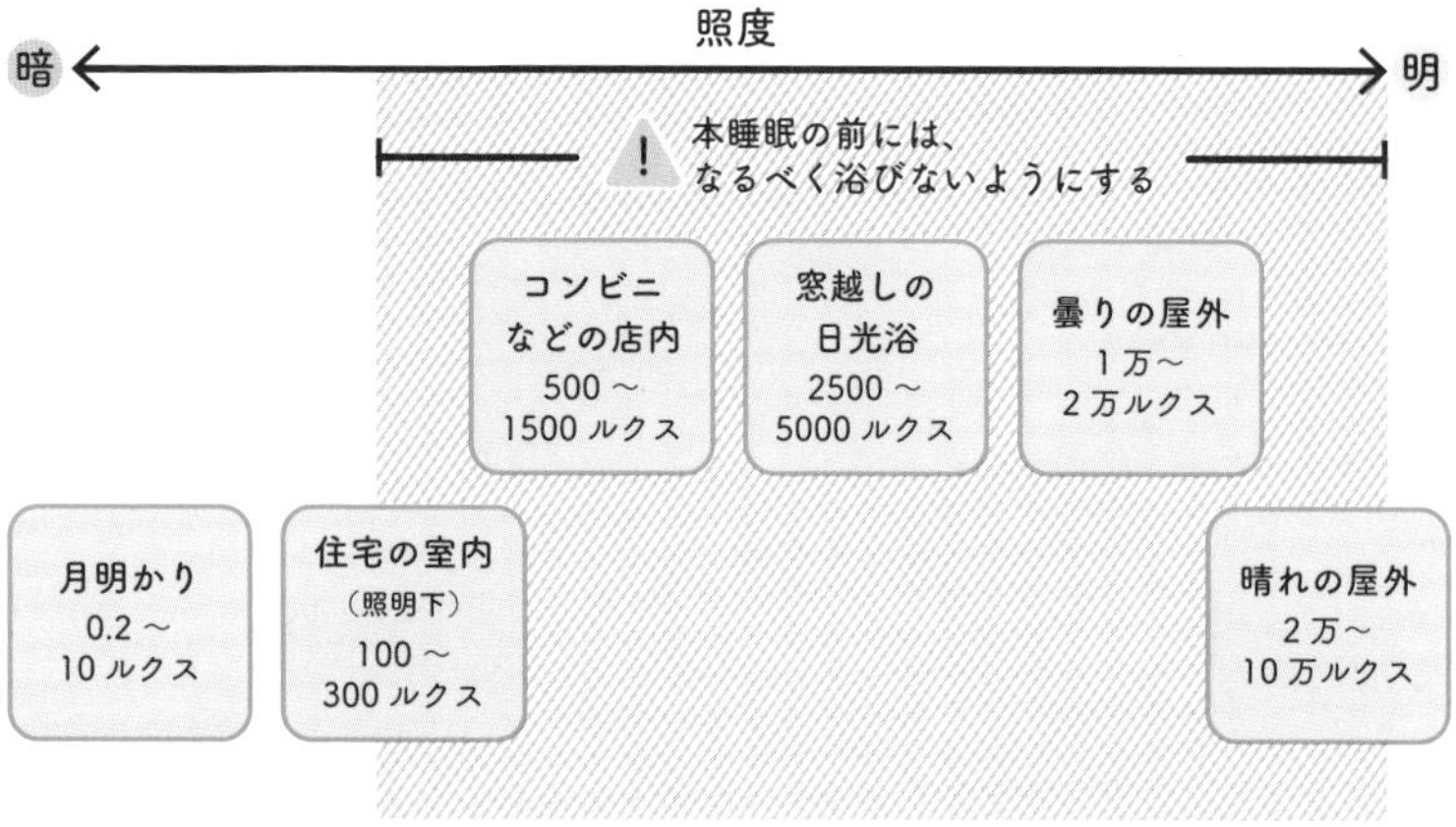
照度
暗
明
本睡眠の前には、
なるべく浴びないようにする
月明かり
0.2 ～
10 ルクス
住宅の室内
（照明下）
100 ～
300 ルクス
コンビニ
などの店内
500 ～
1500 ルクス
窓越しの
日光浴
2500 ～
5000 ルクス
曇りの屋外
1 万～
2 万ルクス
晴れの屋外
2 万～
10 万ルクス

出典：ニューロスペース

本睡眠の前には、晴れの日の屋外や窓越しの日光浴などもなるべく避けたい。
反対に覚醒したいときは、2500 ルクス以上の明るい光を浴びると効果的。

のが習慣になっていました。

しかし、**眠る前に消化に負担のかかる食事をとると、胃腸は活動を強いられて休むことができません。**

しかもそのお弁当は、「運動不足の解消のために！」と早朝にコンビニまで歩いて買い求めていたものでした。そうして朝の日光を浴びることはむしろ体を覚醒させてしまいます。

さらに、仕事熱心なオオカミさんは休憩時間をできるだけ削り、仮眠をとることもほとんどしていなかったため、それも疲労を溜めてしまう要因となっていたのです。

そこで、寝つきを良くするため

日中に眠るときのおすすめアイテム

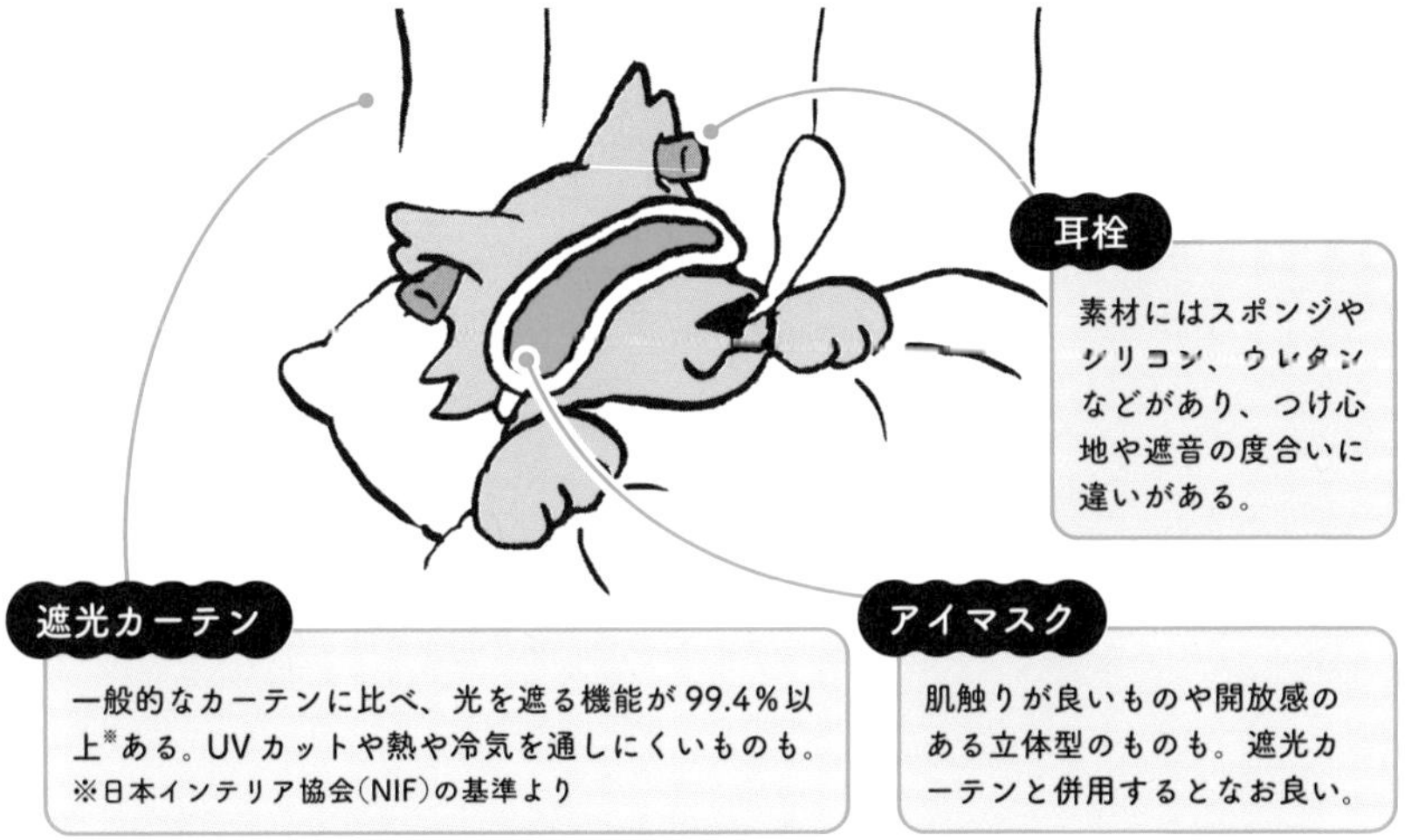
耳栓
素材にはスポンジやシリコン、ウレタンなどがあり、つけ心地や遮音の度合いに違いがある。
遮光カーテン
一般的なカーテンに比べ、光を遮る機能が99.4％以上※ある。UVカットや熱や冷気を通しにくいものも。
※日本インテリア協会(NIF)の基準より
アイマスク
肌触りが良いものや開放感のある立体型のものも。遮光カーテンと併用するとなお良い。

日中に眠らなくてはいけない場合、睡眠の妨げになる光や音を遮り、安眠しやすくしてくれるアイテムを選ぶと良い。

に、**朝方に帰宅するときはサングラスをして日光を目に入れないようにしました**。

そして**仕事の後は胃に負担のかからない軽めの食事をとり**、反対に仕事の前にしっかり食べて、エネルギー補給をするようにしました。

寝室のカーテンも**遮光カーテンに変える**とともに、同居する家族の生活音で眠りを邪魔されないように**耳栓をして眠るようにしました**。

日中でも安眠を支える環境を万全に整えると、驚くほどぐっすり眠れるようになり、仕事への意欲もさらに増すようになりました。

一日の改眠例

仕事中に仮眠をとって疲労を軽減!

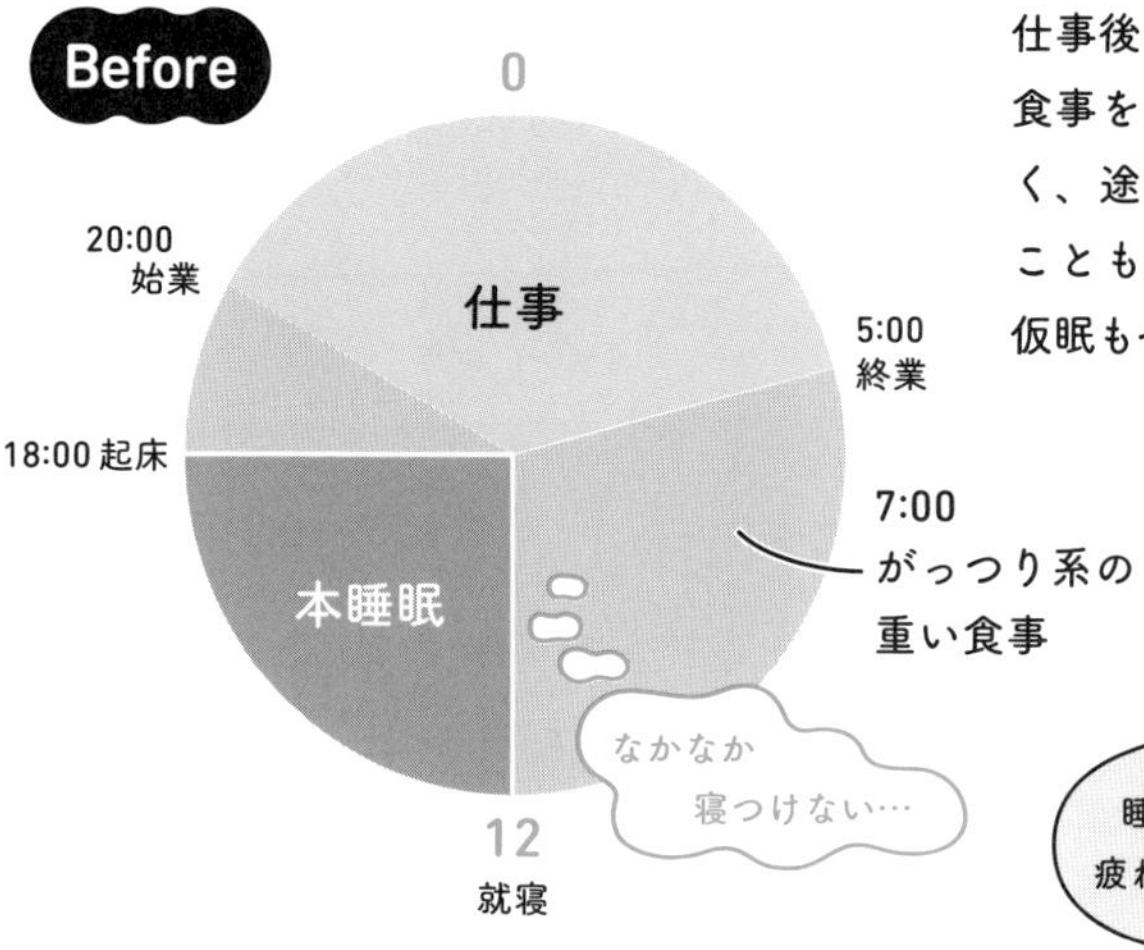

仕事後にボリュームたっぷりの食事をとっていた。寝つきは悪く、途中で目を覚ましてしまうことも。夜は得意だと過信し、仮眠もせずに朝まで働いていた。

睡眠時間が不足気味で、疲れを溜めてしまっている

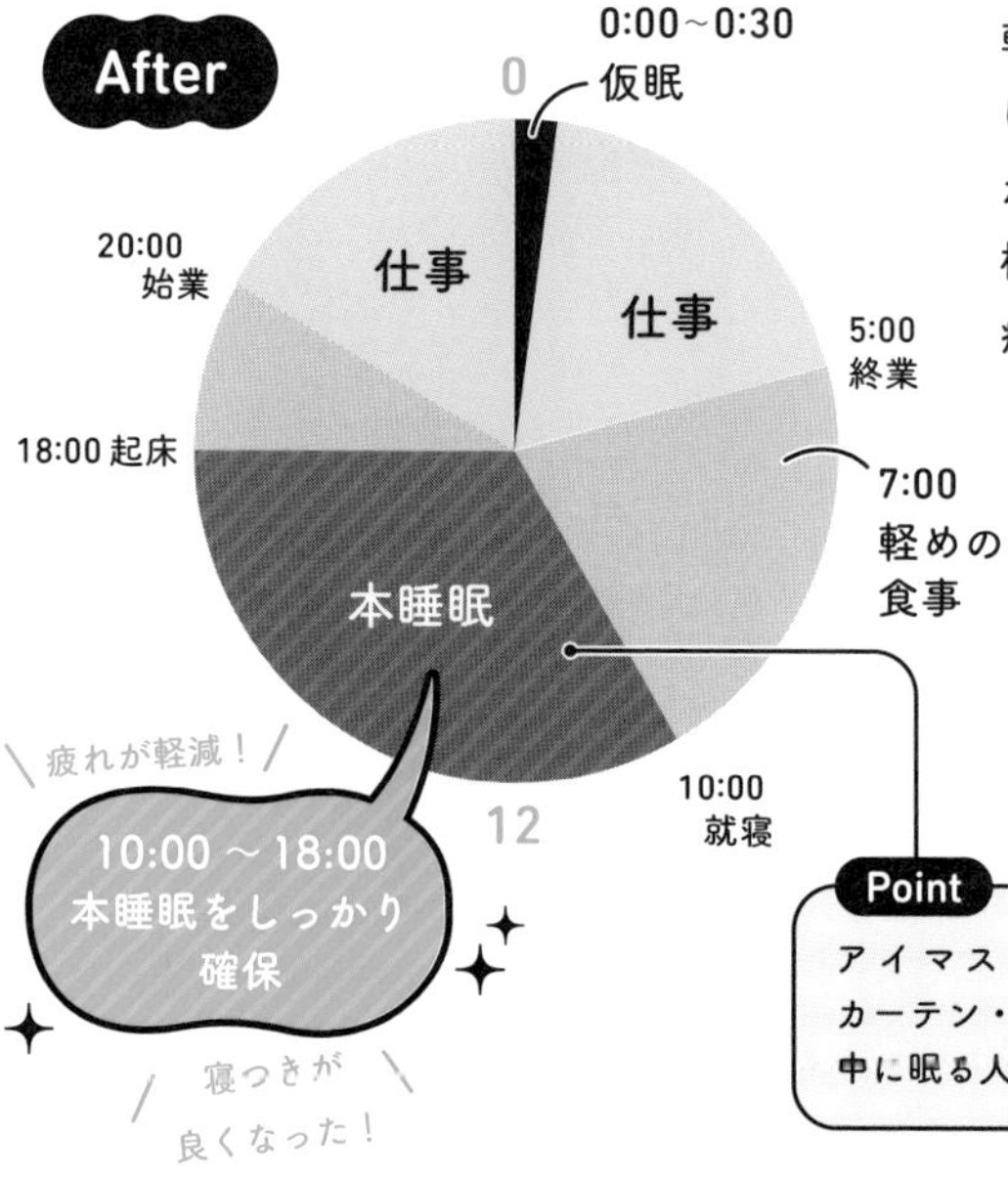

朝の帰宅時にサングラスをかけ、食事も軽くすると寝つきがかなり改善された。休憩時に積極的に仮眠もとるようにしたら、疲労の度合いが格段に減った。

仮眠で心身がリセットでき、仕事のパフォーマンスもアップ!

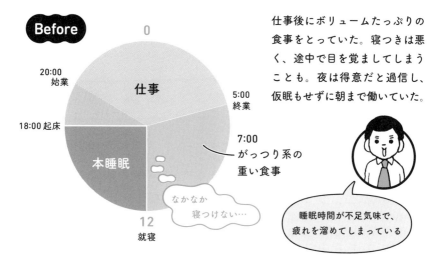

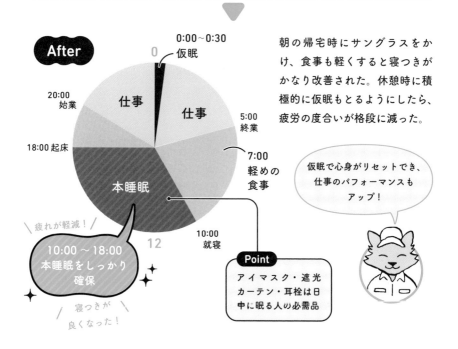

Point
アイマスク・遮光カーテン・耳栓は日中に眠る人の必需品

クロノタイプ
夜型 × シフト制
働き方

のビフォーアフター

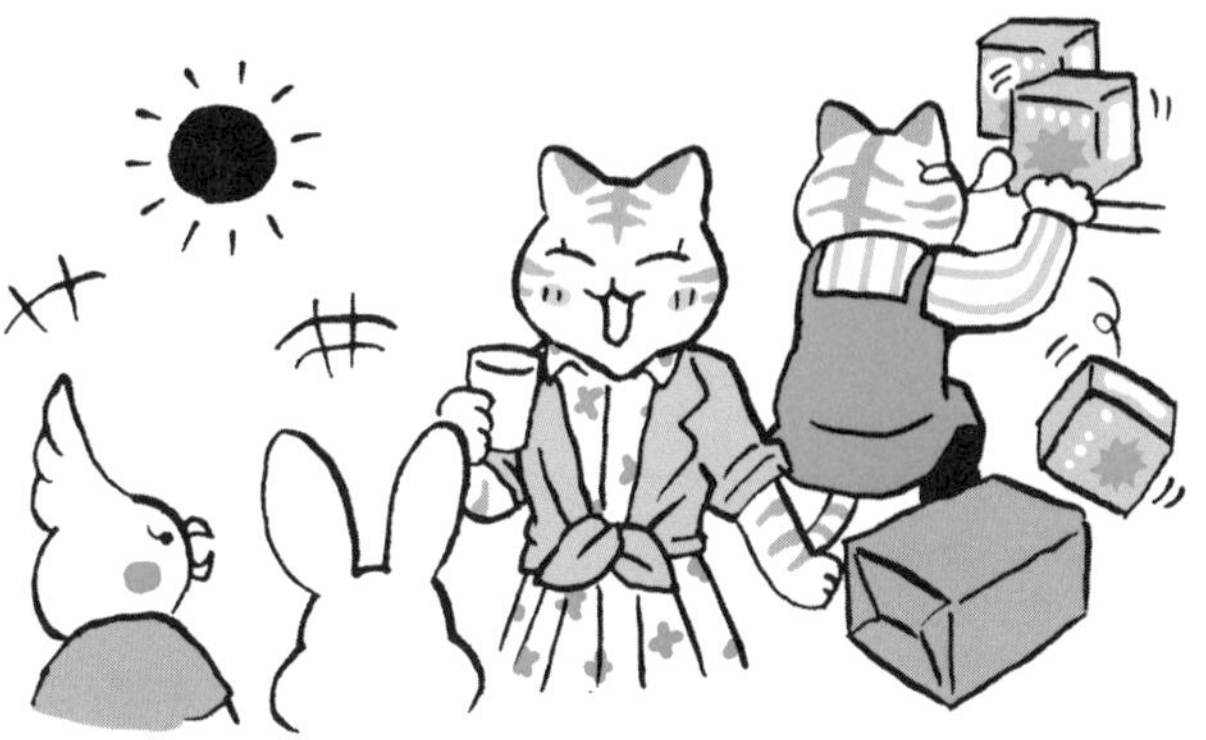

コンビニ店員のネコさんは、**日勤と夜勤の切り替えの日をどう乗りきるか**が悩みのタネでした。

日勤と夜勤の日で睡眠の時間帯が変わるので、なかなか寝つけず、眠いまま仕事に行くことも。

体のリズムの切り替えを改善するには、夜勤が続いた後、日勤に変わる日の過ごし方がポイントです。

朝7時に夜勤が終わったら、本睡眠をどのようにとれば「翌日の日勤で眠気を感じずにいられるか」が課題でした。

通常、夜勤の後は正午から20時頃まで眠るのがネコさんの習慣。しか

シフト切り替え時の睡眠のとり方

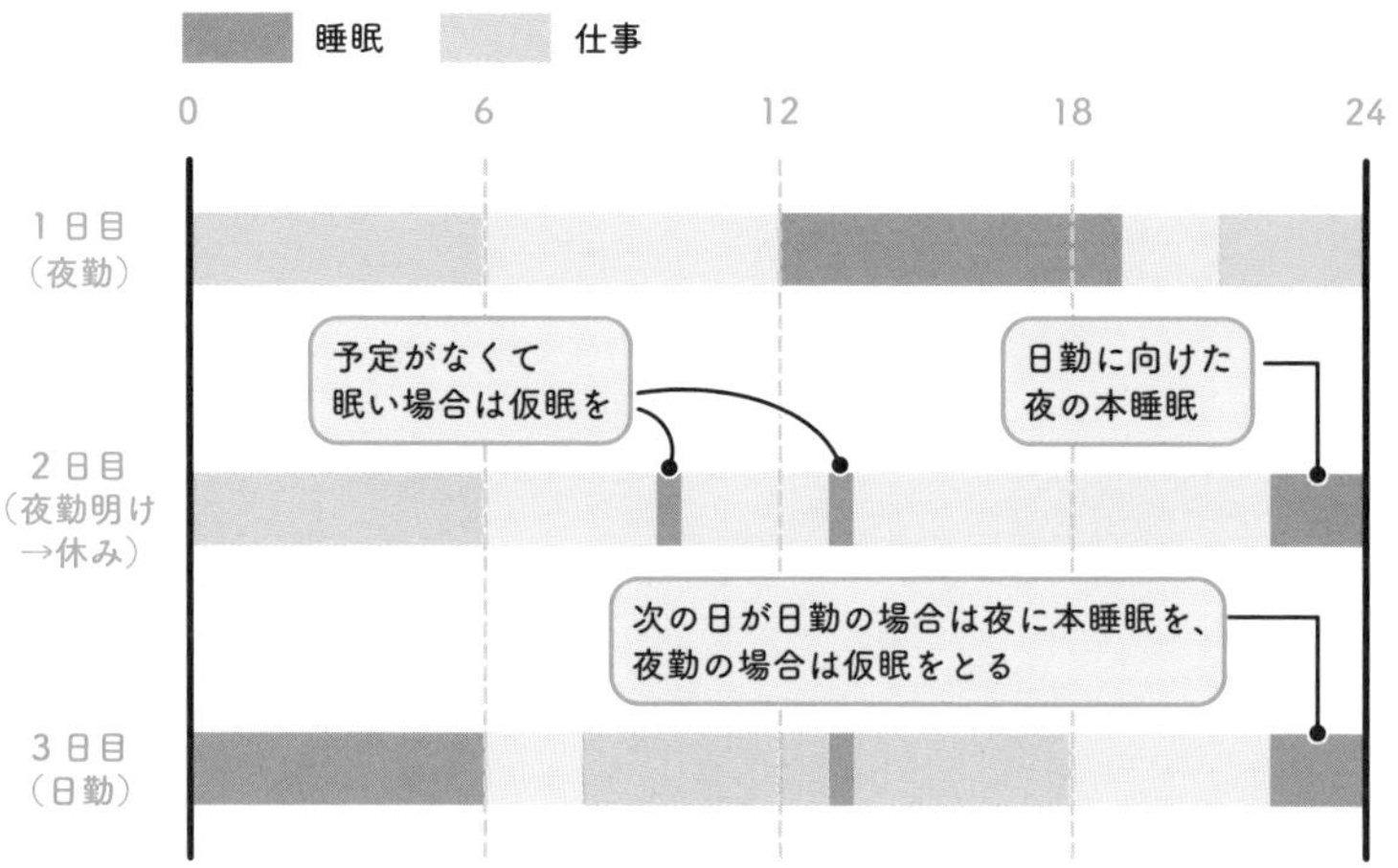
睡眠
仕事
0
6
12
18
24
1日目（夜勤）
2日目（夜勤明け→休み）
3日目（日勤）
予定がなくて眠い場合は仮眠を
日勤に向けた夜の本睡眠
次の日が日勤の場合は夜に本睡眠を、夜勤の場合は仮眠をとる

シフト制では、リズムを大きく切り替える必要がある。計画的に仮眠をとり、本睡眠を十分確保することで体への負担を減らすことができる。

し、**いつもと同じ時間に眠ると、そこで起きてから次の日勤までほぼ半日あるため、それでは翌日の仕事中に眠くなる**など支障が出てしまいます。

加えて、せっかくの休みなので、友人と予定を合わせて飲みに行くこともありました。

これまでは、夜勤が終わったら少し早めの朝9時に寝て夕方に起き、仕事終わりの友人と18時頃から遊びに行くのが多いパターンでした。

しかし、お酒を飲んだ後にすぐ眠っても眠りが浅く、途中で目が覚めてしまったり、起きても疲れが残っていたりするのが実情でした。

寝つきを良くする方法

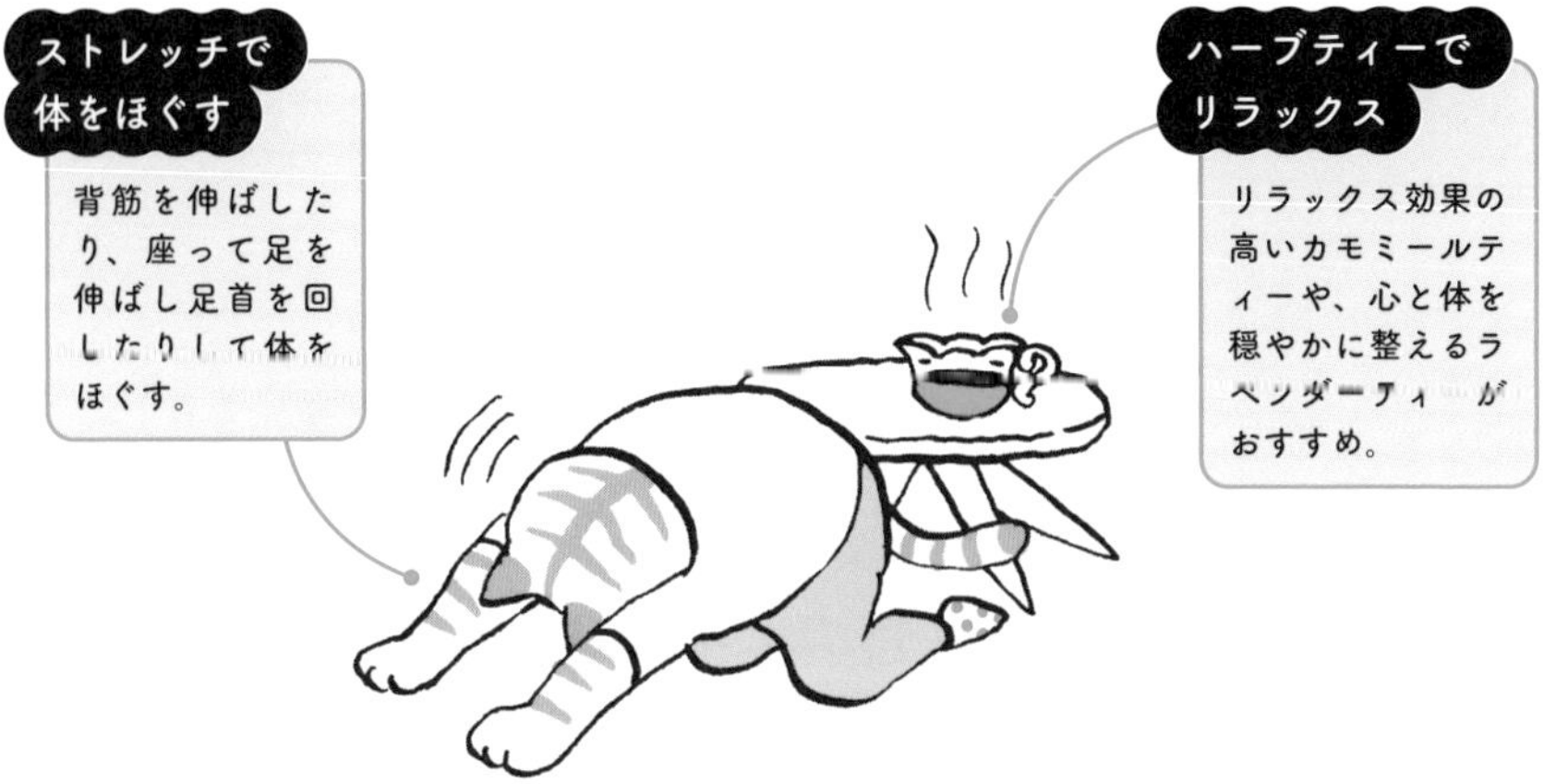
ストレッチで体をほぐす
背筋を伸ばしたり、座って足を伸ばし足首を回したりして体をほぐす。
ハーブティーでリラックス
リラックス効果の高いカモミールティーや、心と体を穏やかに整えるラベンダーティーがおすすめ。

ハーブティーの多くはカフェインを含んでいないため、眠る前におすすめ。
伸ばして気持ちよく感じるところをじっくりストレッチするのも良い。

友人と楽しみながらも、翌日に影響がないようにするためには、飲酒の時間を変えるのがベストです。疲れた夜勤後には、**軽めの食事をとって仮眠**をします。友人とは**12時頃からの昼飲み**をするようにしました。

夜勤明けに帰宅したら、昼飲みに備えて仮眠をとります。**翌日からの日勤に備えて23時に就寝**するので、昼飲みなどがなくて仮眠をとる場合は、8時間前の15時までにとります。

そして、本睡眠の約1時間前にハーブティーを飲んだり、ストレッチで体をほぐしたりするとぐっすりと眠れます。

一日の改眠例　日勤に備えて前日の予定を昼間に！

Before

夜勤は苦ではないが、夜勤から日勤に変わる日の過ごし方がうまくいかず、早めに寝て友人と飲みに行くと、翌日はほぼ眠気を感じながら仕事をしていた。

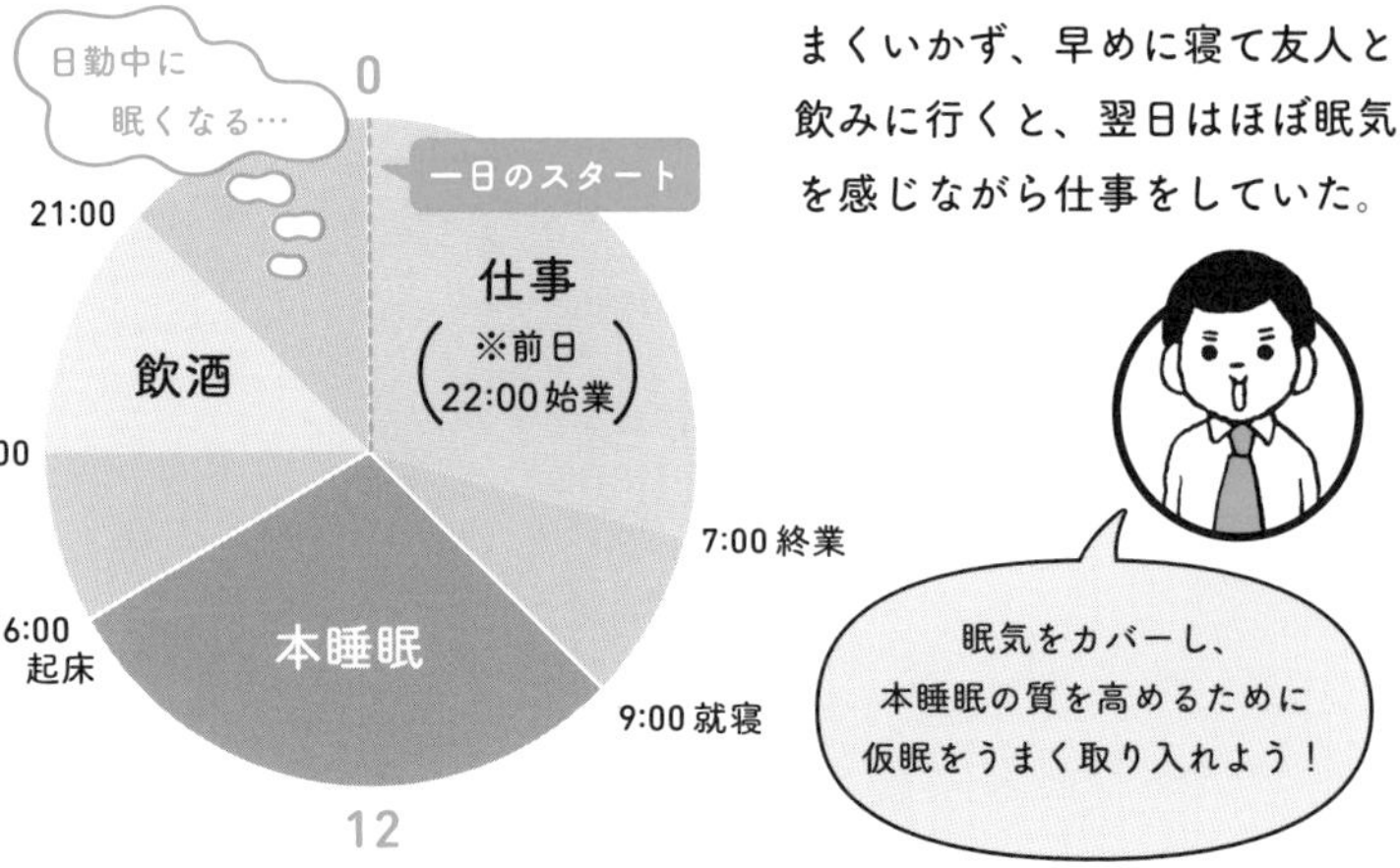

日勤中に眠くなる…
0
一日のスタート
21:00
仕事
※前日22:00始業
飲酒
18:00
7:00 終業
16:00 起床
本睡眠
9:00 就寝
12
眠気をカバーし、本睡眠の質を高めるために仮眠をうまく取り入れよう！

After

日勤に向け、本睡眠は夜に。夜勤明けは仮眠に留め、お酒を飲む時間は昼間にチェンジ。睡眠圧を溜めるために、23時までは眠らないようにする。

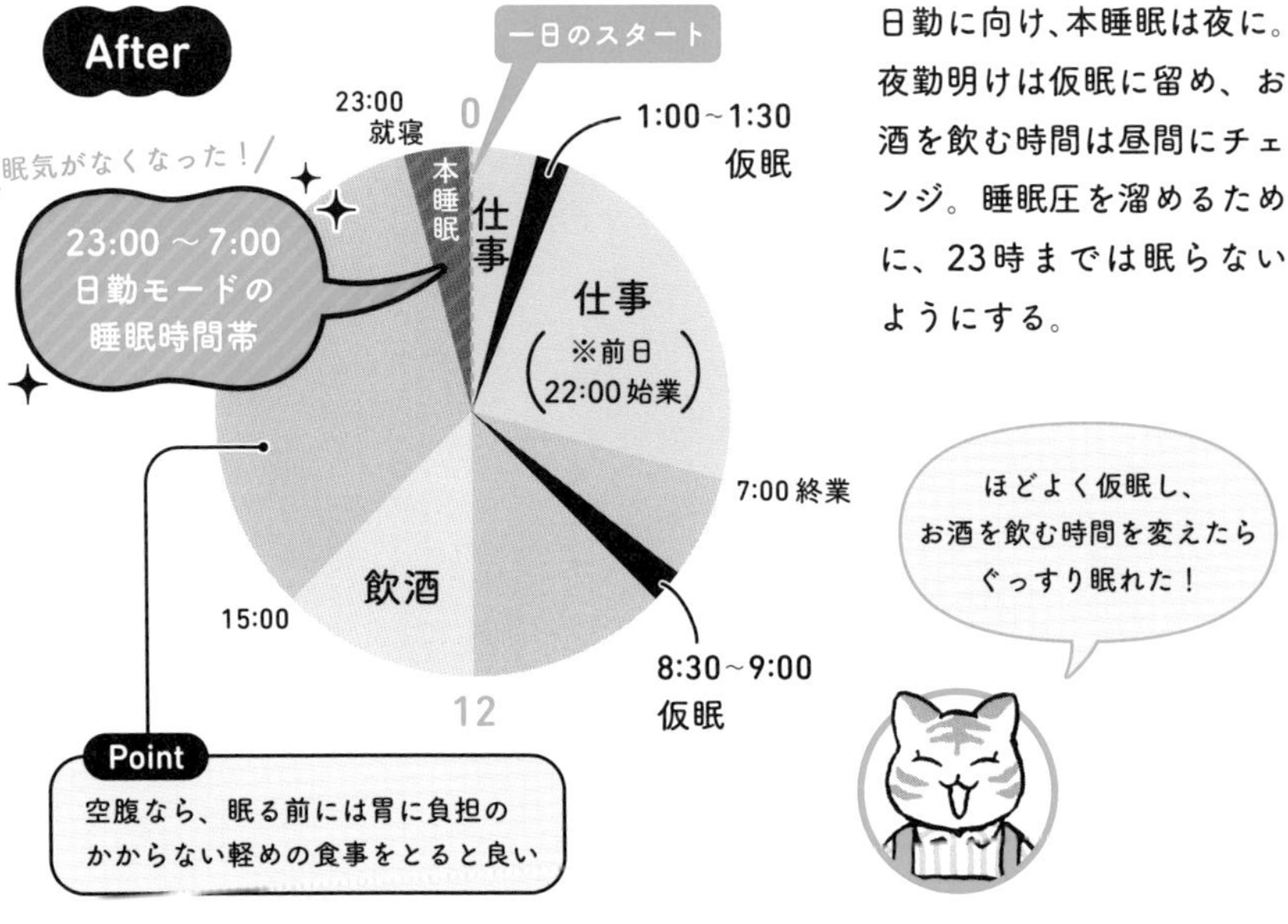

一日のスタート
23:00 就寝
0
1:00～1:30 仮眠
眠気がなくなった！
本睡眠
仕事
23:00～7:00 日勤モードの睡眠時間帯
仕事
※前日22:00始業
7:00 終業
ほどよく仮眠し、お酒を飲む時間を変えたらぐっすり眠れた！
飲酒
15:00
8:30～9:00 仮眠
12

Point
空腹なら、眠る前には胃に負担のかからない軽めの食事をとると良い

クロノタイプ

中間型 × 日勤

働き方

のビフォーアフター

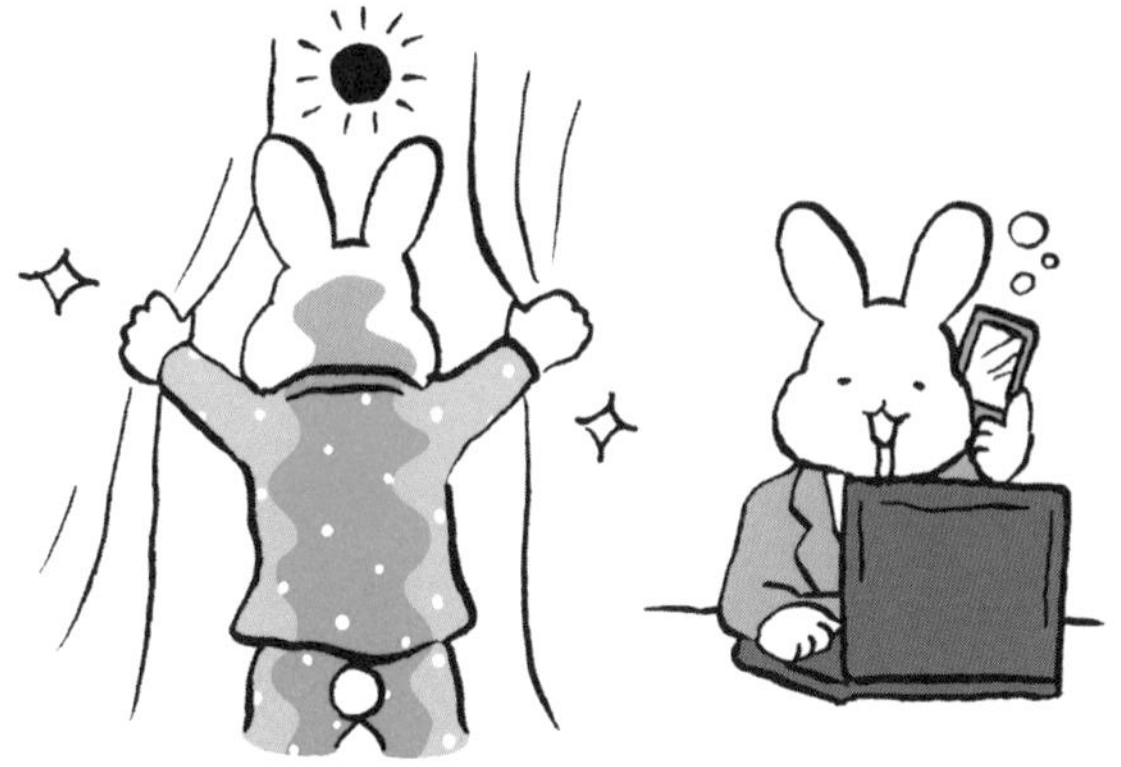

中間型のウサギさんの悩みは、仕事中の集中力やモチベーションが上がらないこと。「眠いな」「疲れたな」「やりたくないな」が口グセです。**睡眠不足ではないのに、なぜかいつもだるい**のです。

ウサギさんはお酒が大好き。仕事から帰って晩酌したり、友人と飲みに行ったりということがたびたびあります。たくさんお酒を飲んで、酔っ払った状態でそのまま寝落ちしてしまうというのがパターン化。お酒の力で寝つきはいいのですが、**途中で目が覚めてそこから眠れなくなる**ということも多く、睡眠時間は長

飲酒後の血中アルコール濃度

「日本アルコール・薬物医学会雑誌」を参考に作成

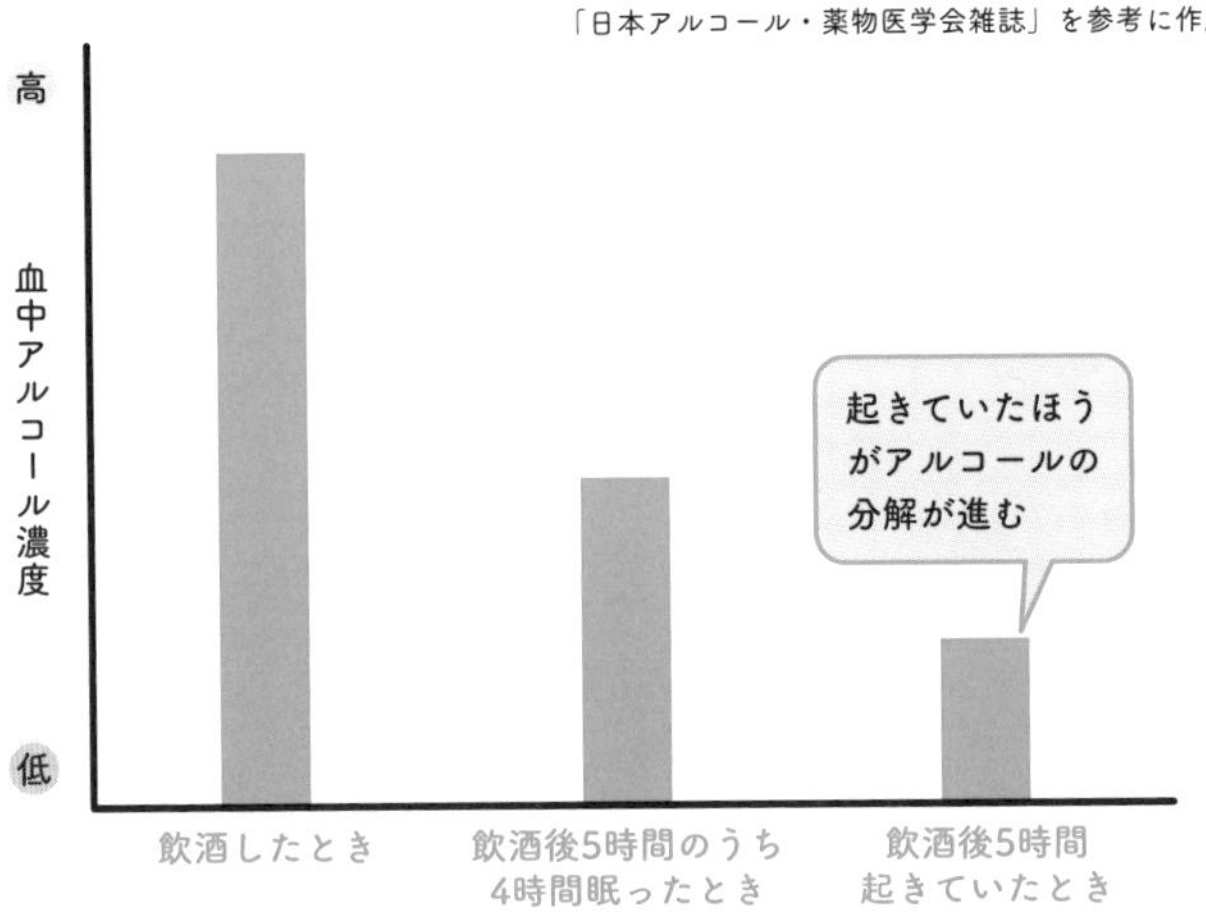
高
血中アルコール濃度
低
起きていたほうがアルコールの分解が進む
飲酒したとき
飲酒後5時間のうち4時間眠ったとき
飲酒後5時間起きていたとき

飲酒によって体内に発生するアセトアルデヒド。飲んですぐ眠るとアルコール分解速度が遅くなり、アルコールが体内に残りやすい状態になる。

いものの、朝はスヌーズ設定にして二度寝しないと起きられません。

現状を改善するために、まずは飲酒と睡眠の時間を調整します。飲酒で寝つきは良くなりますが、アルコールが体内で分解されてできるアセトアルデヒドという物質が、中途覚醒の原因になります。ウサギさんが「寝つきは良いけれど途中で目が覚める」のは飲酒によるものだったのです。

この飲酒による睡眠の質の低下を防ぐには、**お酒を飲み終えて3時間経ってから眠ること**。その間にアルコールの分解が進んで、睡眠への影

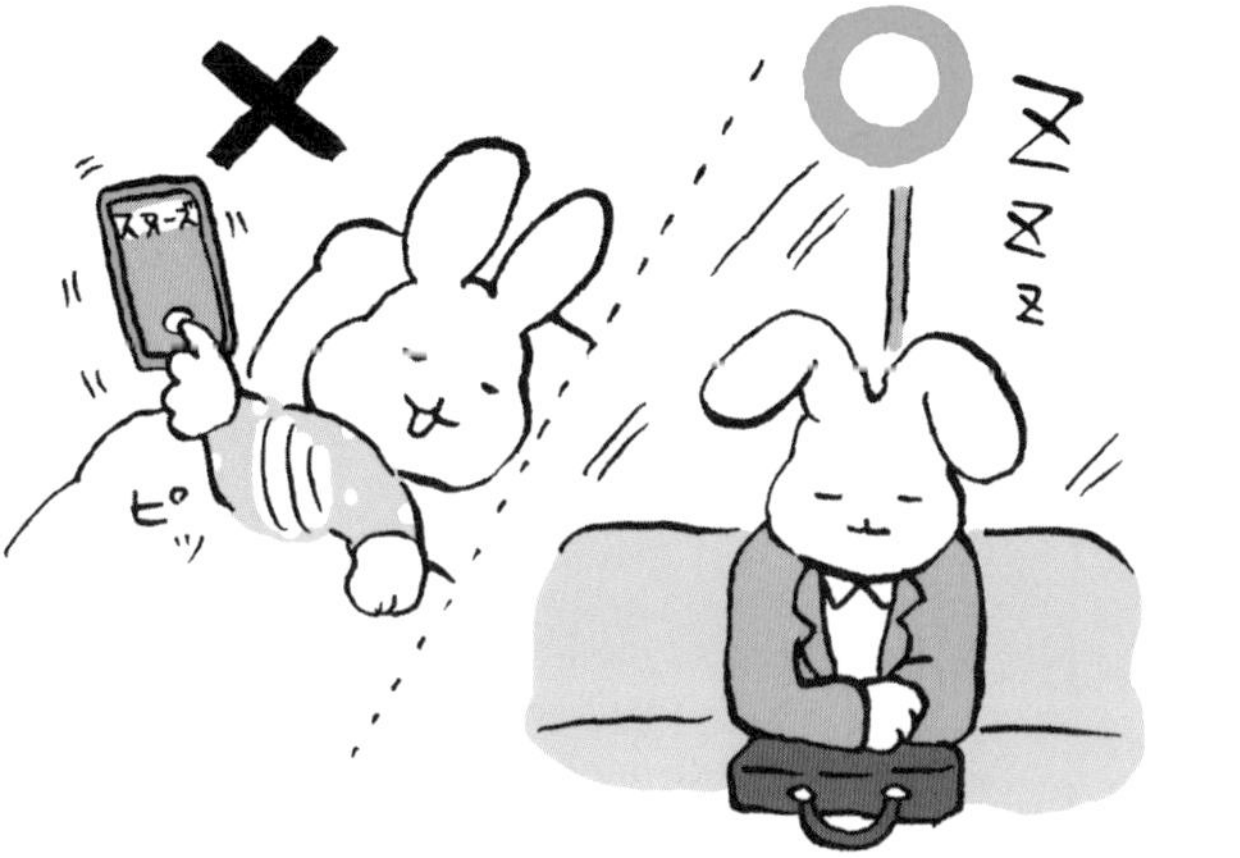

スヌーズ機能によって、寝て起きてを繰り返すことで、余計に倦怠感のある目覚めに。それよりは朝はパッと起きて、通勤電車や休憩中の仮眠でカバーしよう。

響が少なくなります。

就寝時間を後ろにずらすと、本睡眠の時間が短くなるので、その分は二度寝ではなく仮眠でカバー。**仮眠は、通勤の電車やバス、昼の休憩中と、複数とることで眠気もなくなります。**二度寝やスヌーズでだらだら寝ていると、目覚めにも関係するホルモンであるコルチゾールの分泌するタイミングもずれ、倦怠感が伴いやすくなります。

朝は、起きたらすぐにカーテンを開けて日光を10分間浴びます。こうすることで、体が活動モードへと切り替わります。

一日の改眠例　飲酒した日は就寝時間を後ろ倒しに！

Before

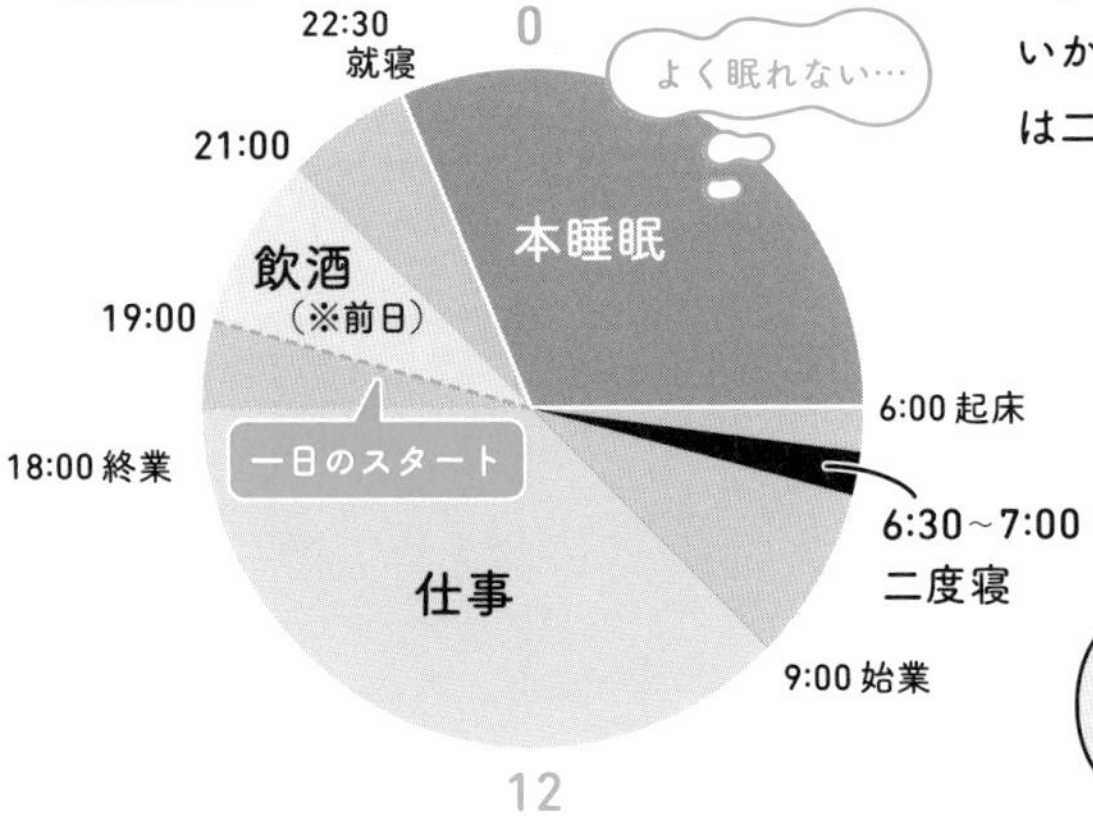

よく眠れない…

夜は飲んでそのまま寝落ちして、朝は二度寝が定番。そのせいか、日中は常に眠い、ときには二日酔いなんてことも……。

飲酒で
睡眠の質が下がって、
すっきり起きられない！

After

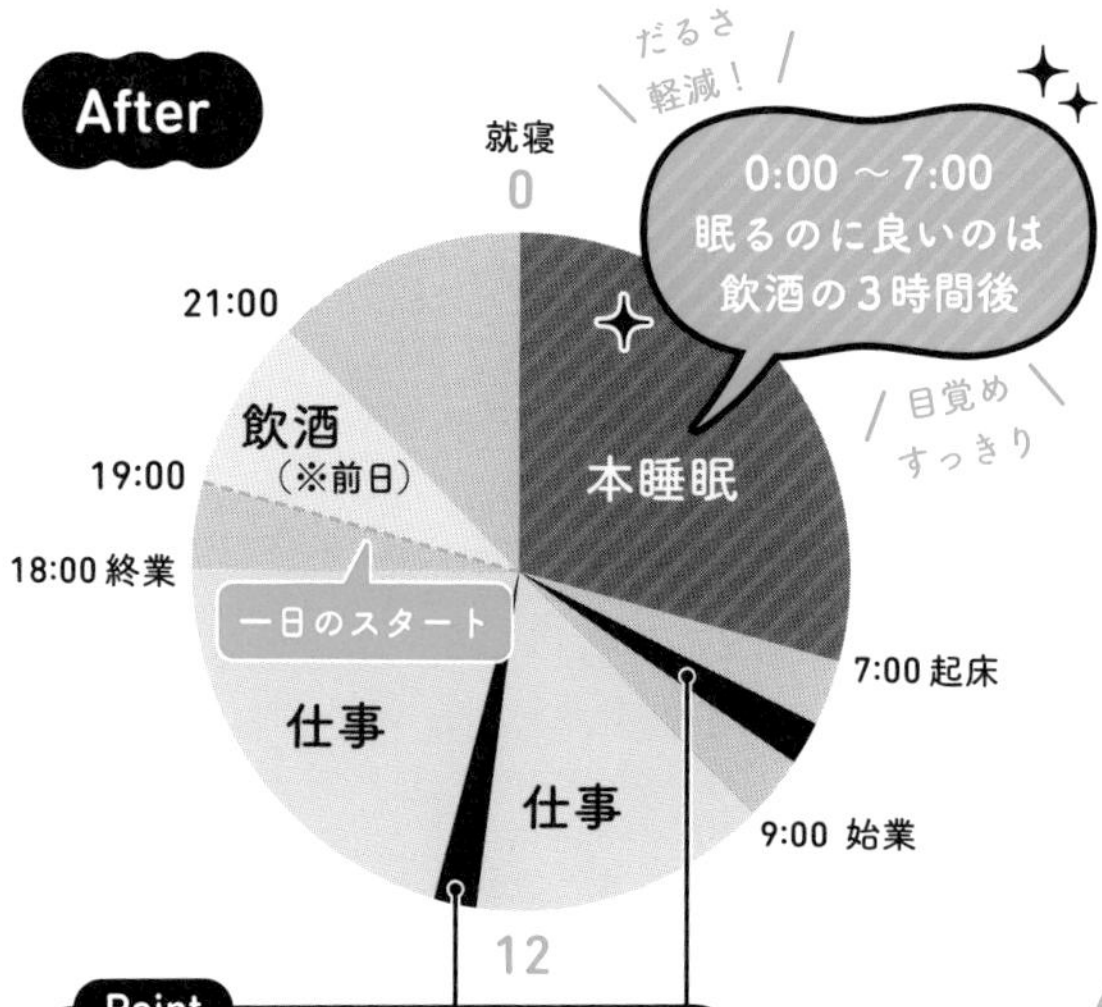

だるさ軽減！

眠るのに良いのは
飲酒の3時間後

本睡眠は飲酒後3時間経ってから。睡眠の質が上がるので、朝の目覚めも良くなった。

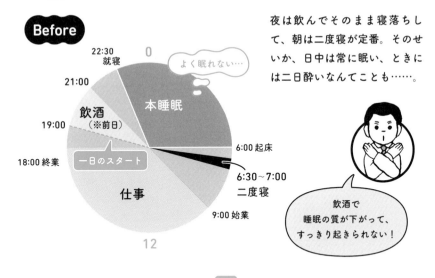

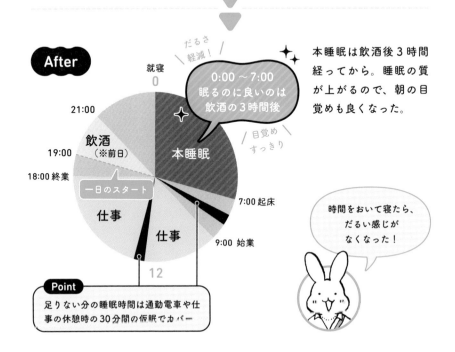

時間をおいて寝たら、
だるい感じが
なくなった！

Point
足りない分の睡眠時間は通勤電車や仕事の休憩時の30分間の仮眠でカバー

クロノタイプ 中間型 × 働き方 夜勤 のビフォーアフター

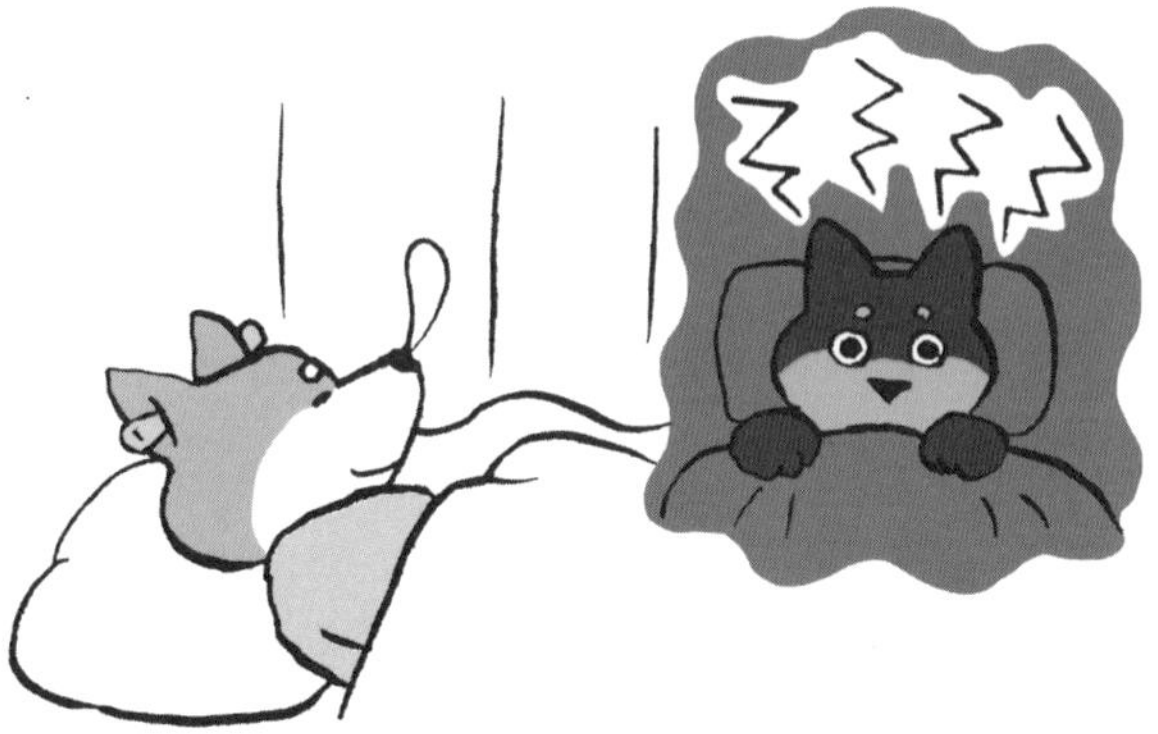

夜勤のイヌさんの悩みは、仕事が終わって帰宅後に寝つけないこと。中間型の活動ピークは午前9時〜12時です。**本来活発なこの時間に眠りにつくというのが苦手**なため、途中で起きてしまうことも多く、本睡眠全体の時間が短くなりがち。いつも20時からの仕事にギリギリ間に合う時間に起きるというのが習慣になっています。そのせいか、勤務中に眠くなることが多く、**休憩の1時間たっぷり眠ってしまう**ことも。

イヌさんの仕事は警備員。緊張感も続くので、休憩中に眠ってリフレッシュしようとしていましたが、

入浴による深部体温の変化

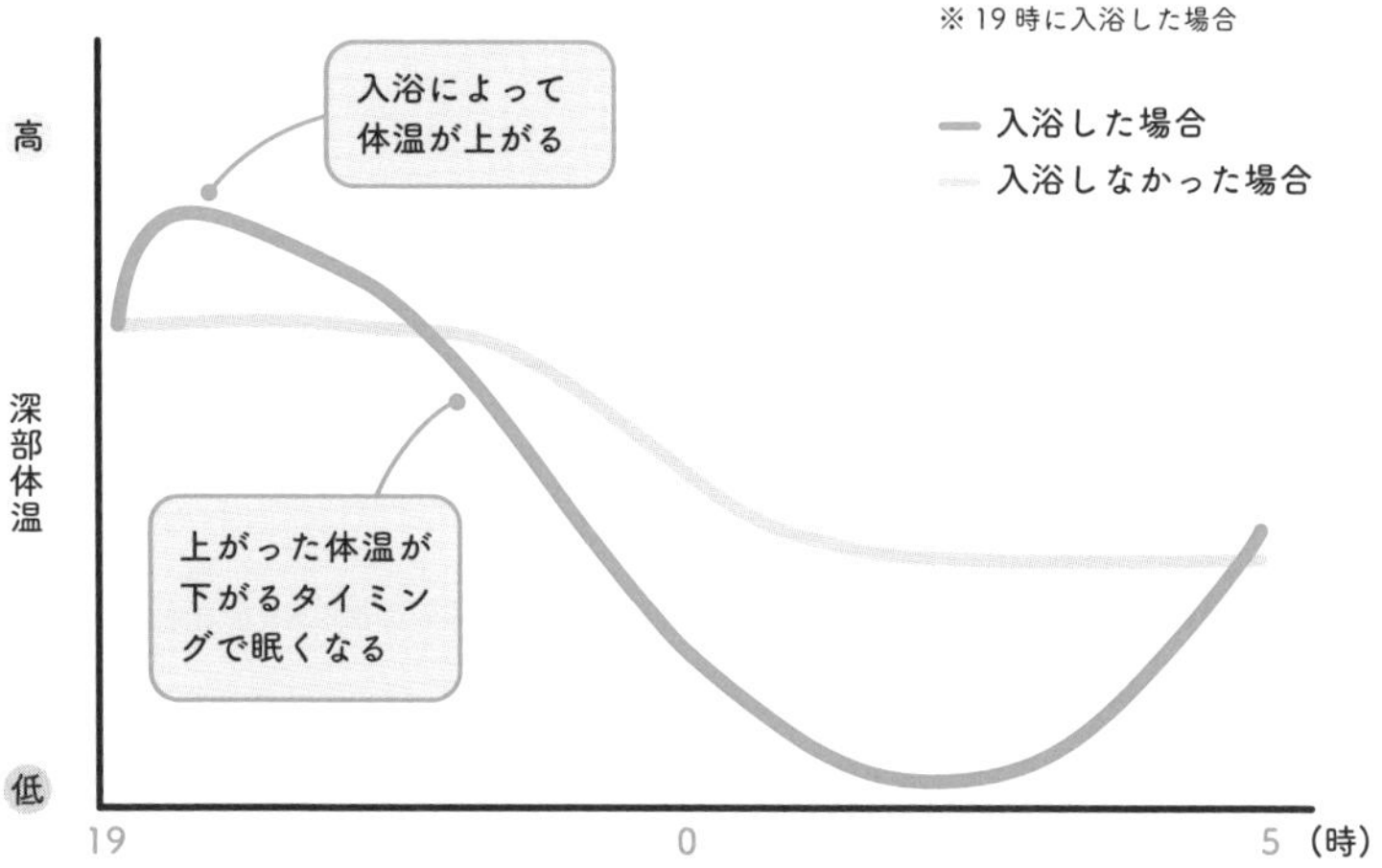
※19時に入浴した場合
入浴によって
体温が上がる
入浴した場合
入浴しなかった場合
高
深部体温
低
上がった体温が
下がるタイミン
グで眠くなる
19
0
5（時）

入浴によって、体温を一時的に上げてそこから下がっていくときに眠くなる。入浴は本睡眠の1時間前にするのが効果的。

この睡眠が本睡眠の質を下げていました。注目すべきなのは、仮眠をとるタイミングと時間の長さ。勤務中と帰宅後すぐに、1時間ずつ眠っていました。

仮眠は**本睡眠の8時間前までに終わらせて、睡眠圧を高めていくことが、本睡眠の質を上げるポイント**です。加えて、1時間眠って疲労を回復させようと思っていたことも逆効果でした。

さらに本睡眠の前にしっかりした食事をとっていたので血糖値が上がり、そこで体が完全に活動モードに入ってしまっています。これが、本

仮眠前のカフェイン摂取の効果

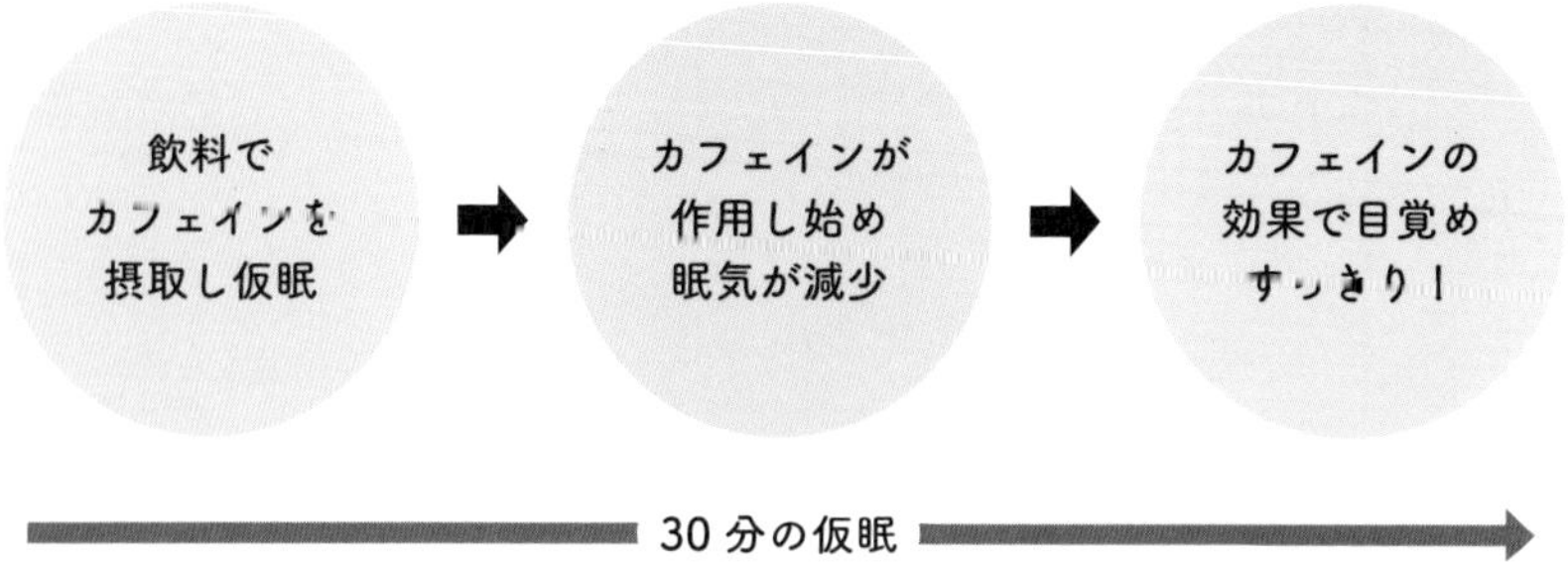
飲料でカフェインを摂取し仮眠
カフェインが作用し始め眠気が減少
カフェインの効果で目覚めすっきり!
30分の仮眠

カフェインは摂取して30分ほどで吸収されて作用し始める。これを利用して、仮眠の前にとっておくことで寝起きがすっきりする。

睡眠で寝つけない原因でした。

改眠ポイントとして、まずは夜勤中に**カフェインを含むコーヒーや紅茶などを飲んでから仮眠を30分とり、帰宅後はすぐ眠らないようにします**。本睡眠の前にとる食事も、軽食にしました。さらに、本睡眠の1時間前に入浴して一時的に体温を上げると、体温が下がって来たタイミングで眠気が来るのでおすすめ。

起床後は、しっかり食事をとって血糖値を上げ、体を活動モードにシフト。就業前に30分の仮眠をとることで、勤務中の仮眠が長くなるのを防げるようになりました。

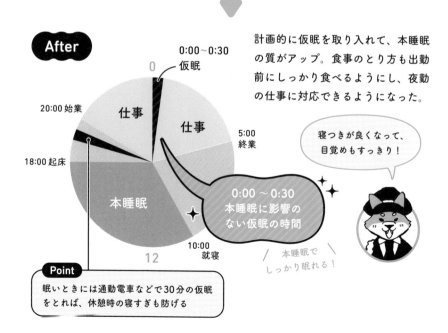

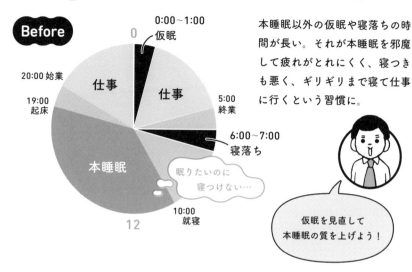

一日の改眠例　仮眠を適切なタイミング＆長さに！

Before

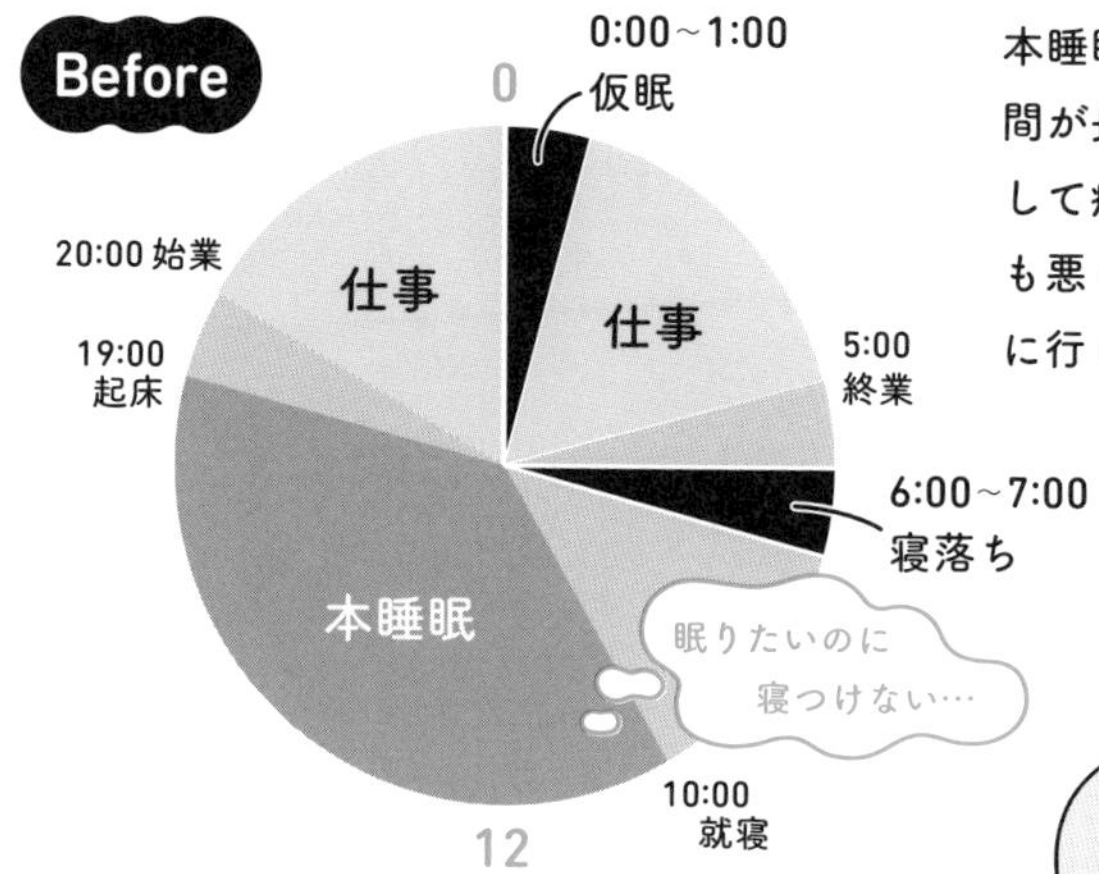
0
0:00～1:00
仮眠
仕事
仕事
20:00 始業
19:00
起床
5:00
終業
6:00～7:00
寝落ち
本睡眠
眠りたいのに
寝つけない…
10:00
就寝
12

本睡眠以外の仮眠や寝落ちの時間が長い。それが本睡眠を邪魔して疲れがとれにくく、寝つきも悪く、ギリギリまで寝て仕事に行くという習慣に。

仮眠を見直して
本睡眠の質を上げよう！

After

計画的に仮眠を取り入れて、本睡眠の質がアップ。食事のとり方も出勤前にしっかり食べるようにし、夜勤の仕事に対応できるようになった。

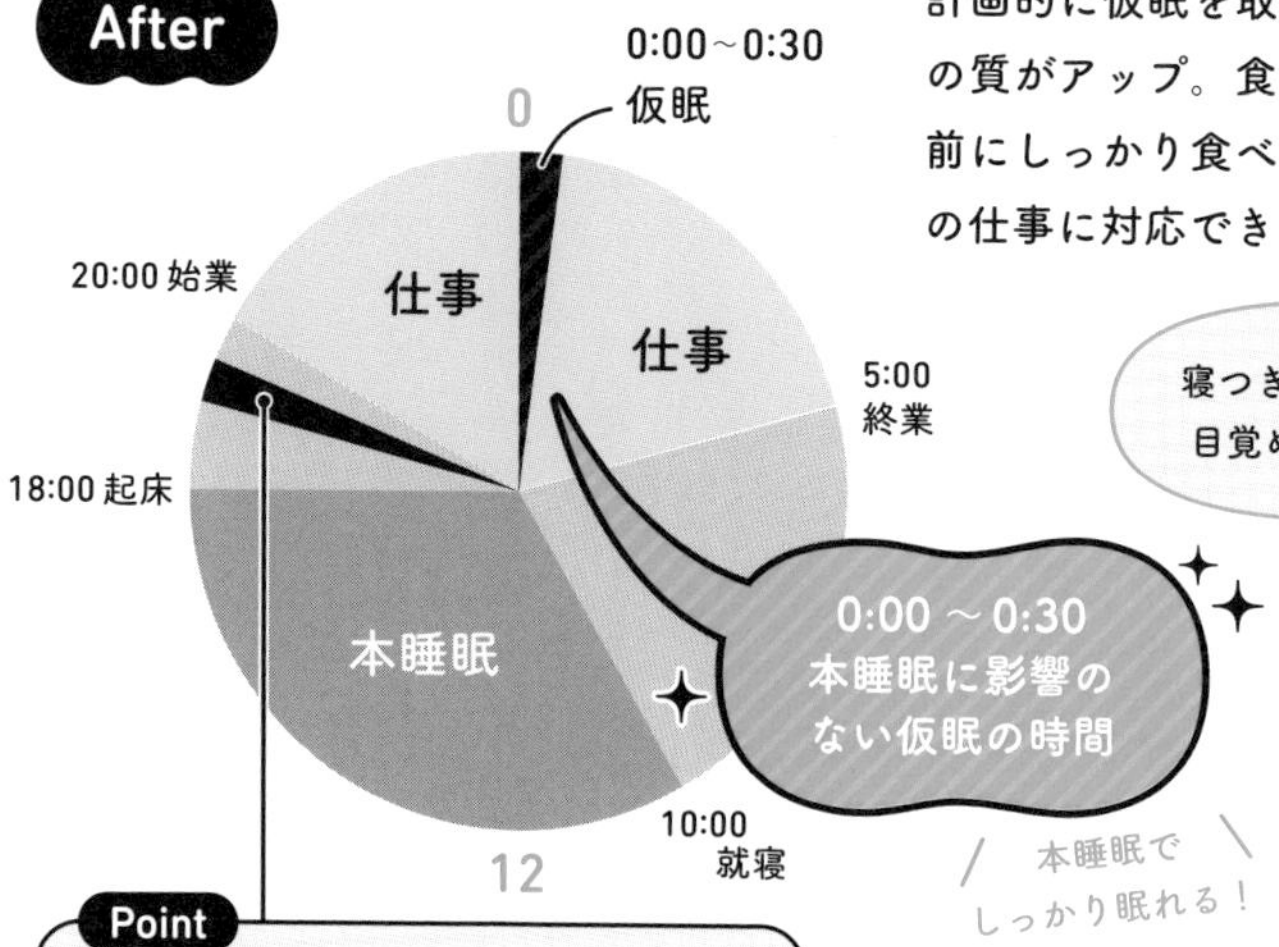
0
0:00～0:30
仮眠
仕事
仕事
20:00 始業
18:00 起床
5:00
終業
本睡眠
0:00 ～ 0:30
本睡眠に影響の
ない仮眠の時間
10:00
就寝
12
本睡眠で
しっかり眠れる！

寝つきが良くなって、
目覚めもすっきり！

Point
眠いときには通勤電車などで30分の仮眠をとれば、休憩時の寝すぎも防げる

クロノタイプ 働き方

中間型 × シフト制

のビフォーアフター

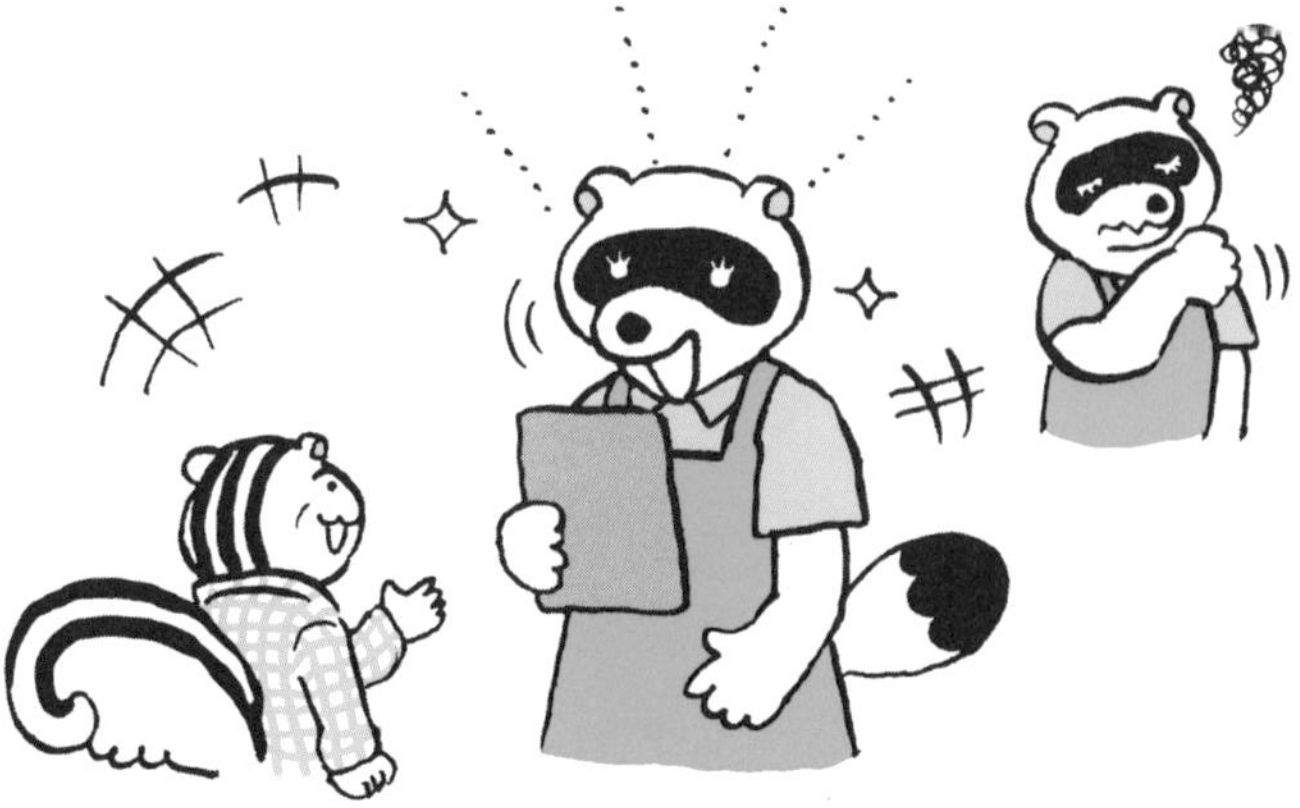

タヌキさんは、介護士として3交代制のシフトで働いています。負担を感じているのが、夜勤明けの夕方から勤務が入るとき。体力勝負な仕事なので、**夜の勤務に備えたくても、昼間に何となくうたた寝をして夜勤に行く**ことがほとんどです。

仕事中に眠気が来て、**翌日以降もその疲れが残りがち**。シフト制による心身への負担を極力減らしたいというのが、タヌキさんの願いです。

まず改善したいのが、一日の間にまとまった睡眠がとれていないこと。ただでさえ、パフォーマンスが落ちがちな深夜を含む勤務では、

光の強さとメラトニン抑制の割合

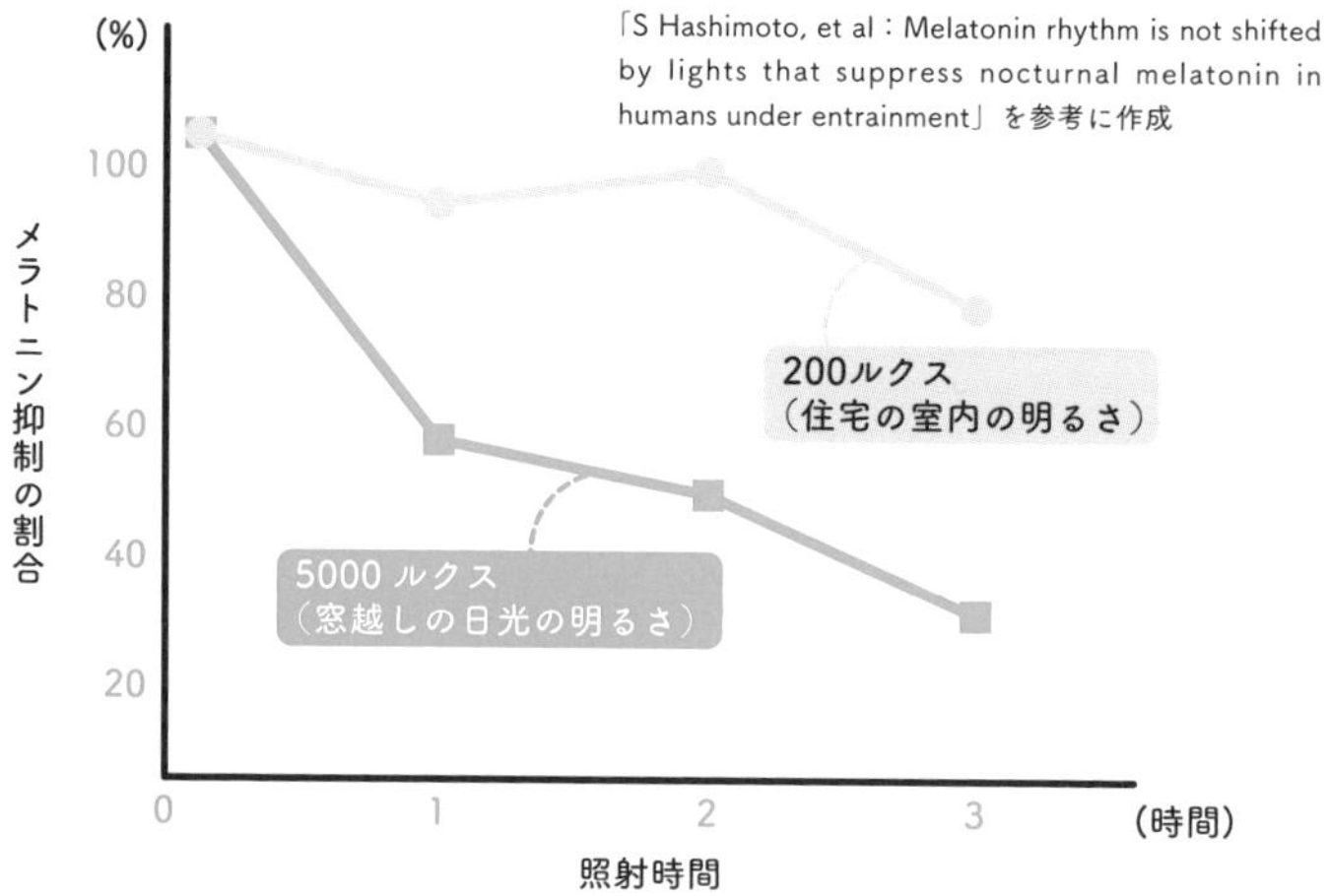
(%)
100
80
60
40
20
0
1
2
3
(時間)
照射時間
メラトニン抑制の割合
200ルクス
(住宅の室内の明るさ)
5000ルクス
(窓越しの日光の明るさ)
「S Hashimoto, et al：Melatonin rhythm is not shifted by lights that suppress nocturnal melatonin in humans under entrainment」を参考に作成

明るい中で眠ると、睡眠と覚醒のリズムをつくるホルモン「メラトニン」が抑制され寝つけなくなる。部屋を暗くすると、スムーズに眠れる。

しっかり本睡眠をとって疲れをリセットしておくことがとても大切です。**うたた寝ではなく、きちんと本睡眠をとれるようにしましょう。**

そのために見直すべきこととしては、**朝9時に仕事が終わり帰宅しながら日光を浴びることと、帰宅後にしっかりとした食事をとること。**これらの習慣が原因で体の活動モードが継続した状態になっていました。

朝の帰宅時にはサングラスなどで日光を目に入れないようにすること、本睡眠前の食事は軽くしておくことが大切です。そうすると、帰宅してから自然と眠れるようになるで

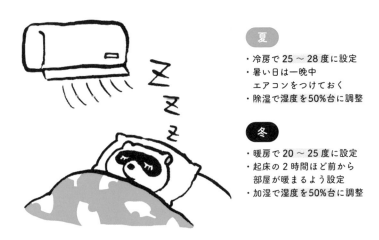

夏と冬の室内の睡眠環境

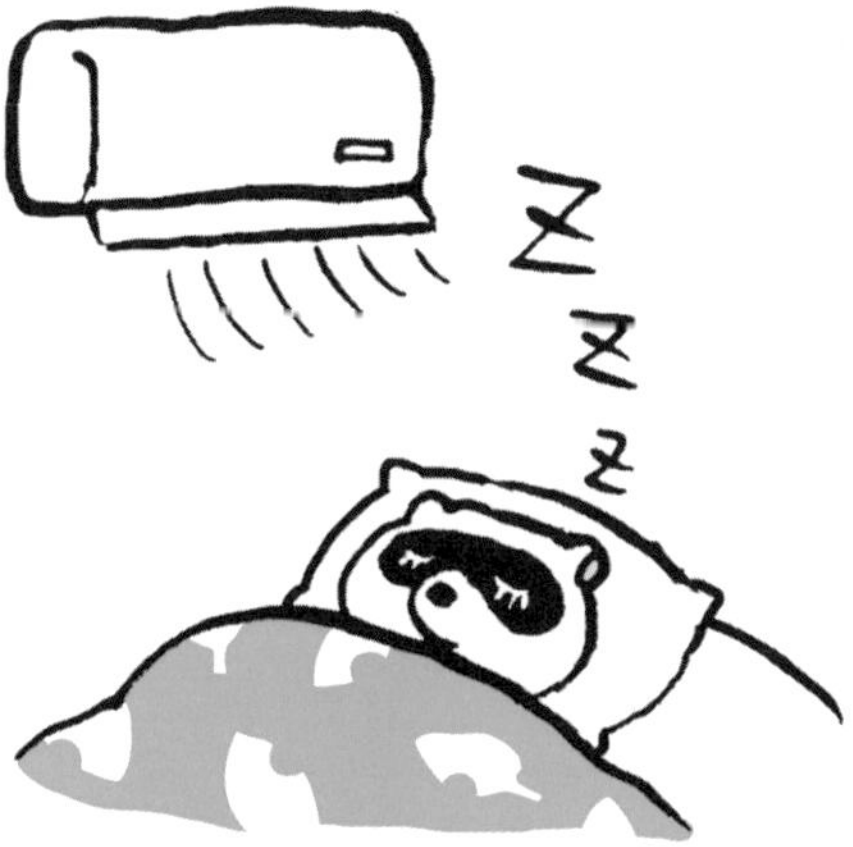

夏

・冷房で25～28度に設定
・暑い日は一晩中エアコンをつけておく
・除湿で湿度を50%台に調整

冬

・暖房で20～25度に設定
・起床の2時間ほど前から部屋が暖まるよう設定
・加湿で湿度を50%台に調整

寝室の温度と湿度を一定に保つことが大切。夏なら冷房、冬なら暖房を活用して、寝ている間は室温などを一定に保とう。

しょう。眠るときには遮光カーテンで光を遮って暗くします。起きたらしっかり食事をとって、体温を上げ体を目覚めさせます。

加えて、寝室の温度を**夏なら25～28度、冬なら20～25度に設定、湿度を一年通して50%台**にすると、快適に眠れるようになります。

シフトの都合で睡眠時間を長く確保できないときは、仕事の休憩時に15～30分の仮眠をとります。そうすることで眠気が少なくなり、仕事への集中力も高まるはず。このリズムがつくれると、翌日以降へ疲れを引きずることも減っていきます。

一日の改眠例　短時間でもうたた寝ではなく本睡眠に！

Before

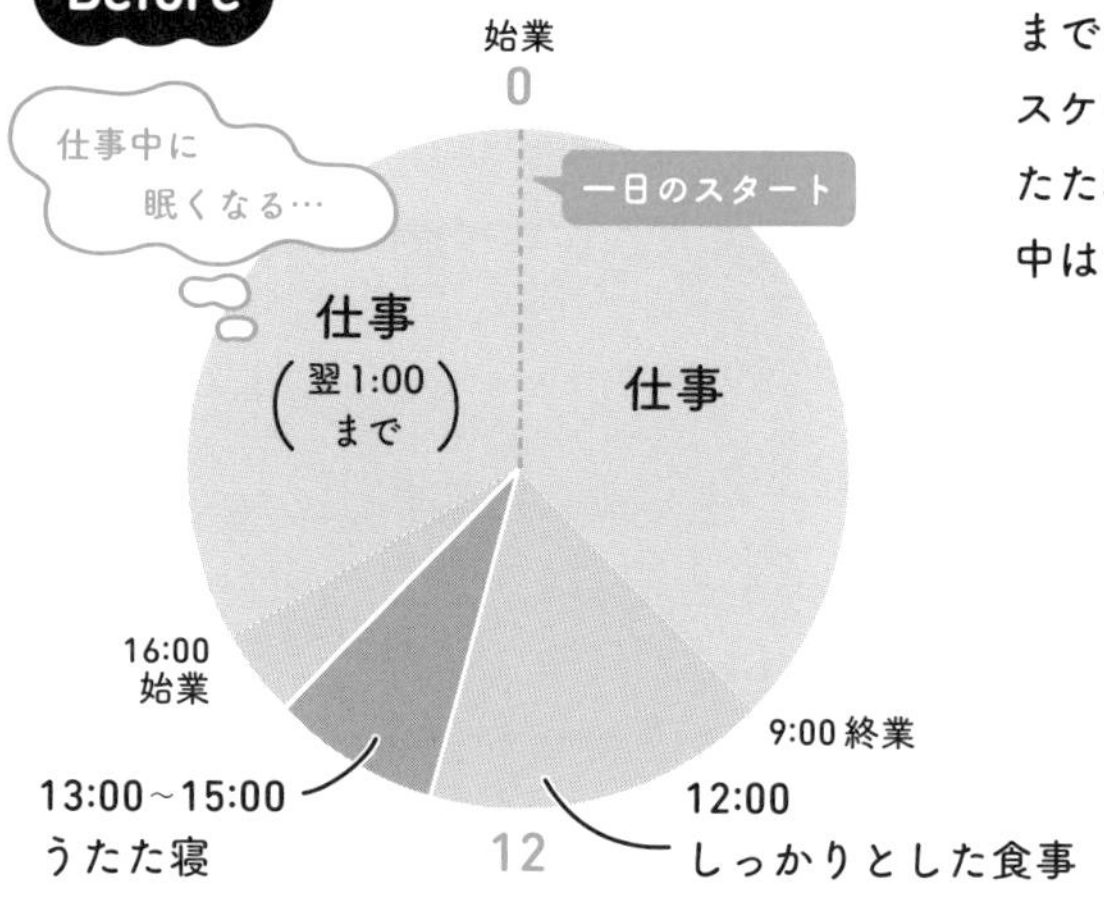

夜勤明けに16時から深夜1時までの勤務があるハードな日のスケジュール。仕事の合間にうたた寝くらいしかできず、夜勤中はずっと眠い状態に……。

朝、明るい中を
帰宅して目が
覚めてしまう！

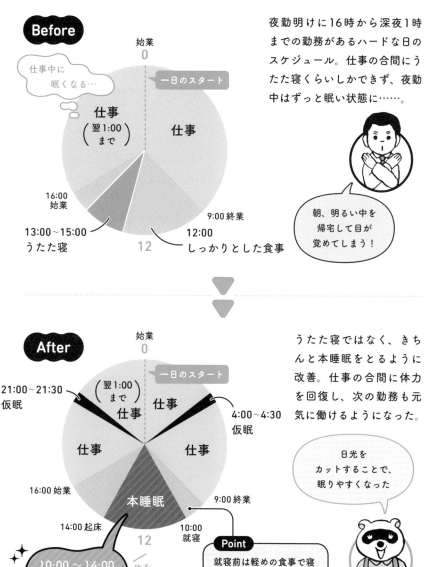

After

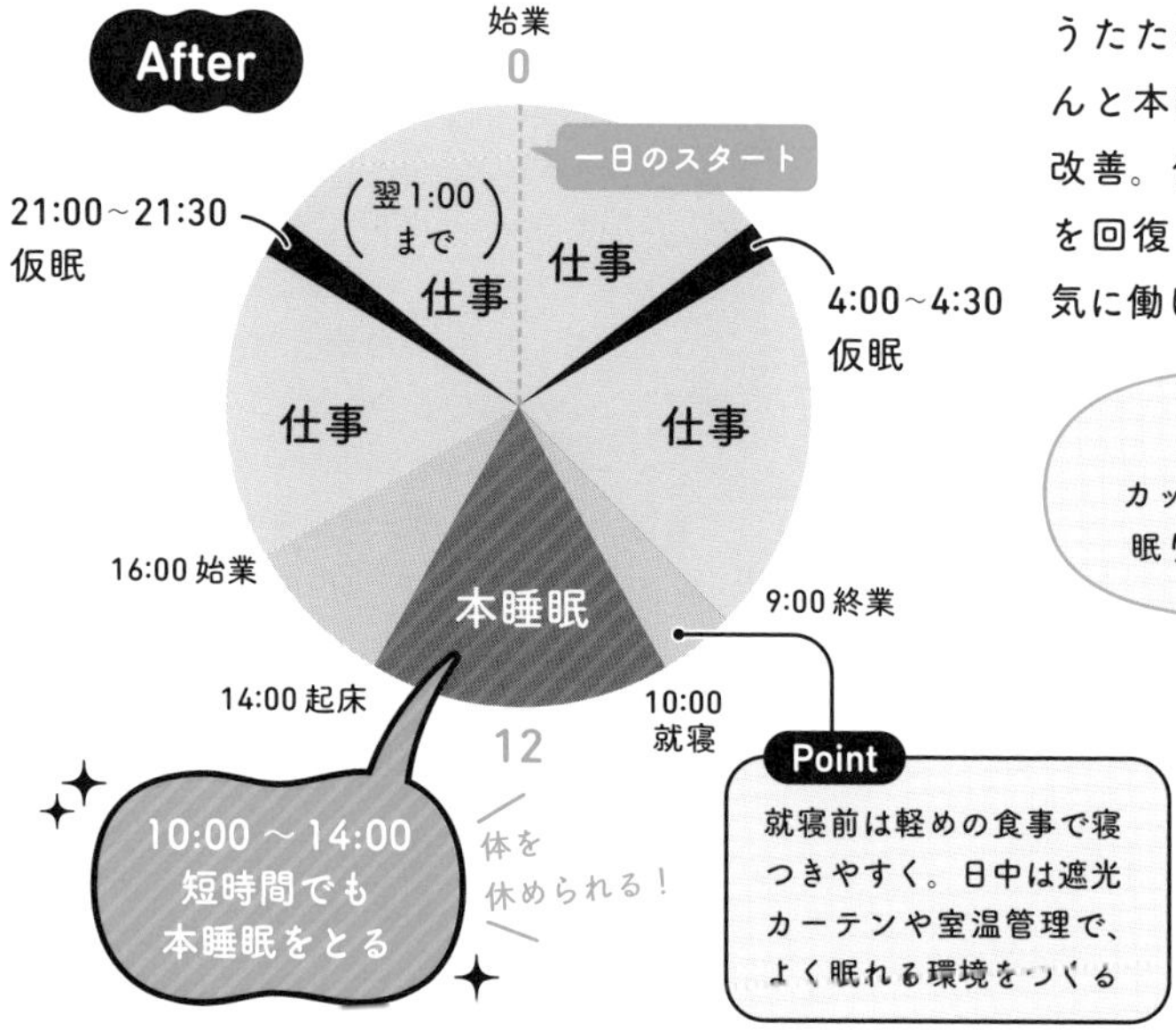

うたた寝ではなく、きちんと本睡眠をとるように改善。仕事の合間に体力を回復し、次の勤務も元気に働けるようになった。

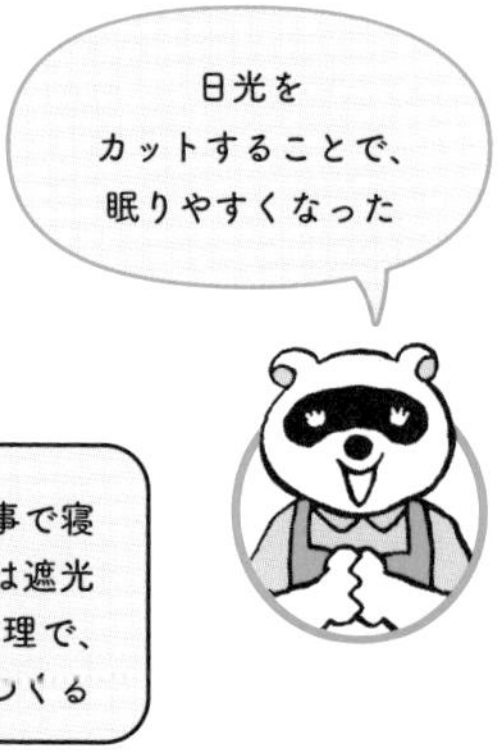
日光を
カットすることで、
眠りやすくなった

column

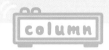

使うと
効果アップ!

良眠アイテム

睡眠の質をサポートする、さまざまな商品が販売されています。
こうしたアイテムを取り入れてみるのも1つの手です。

寝具

布団やブランケットには、通気性や吸湿性にすぐれ、ハウスダストが発生しにくいものがあります。夏なら冷感タイプ、秋・冬なら保温性の高いものを選ぶと快適。枕は体型と横向き・仰向けの寝姿勢に応じ、頸椎の自然なカーブを守る「高さ」と、快適さを感じる「硬さ」で選びます。

サプリメント

夜勤だと、日光を浴びることでつくられるビタミンDが不足し、風邪をひきやすくなったりします。生活リズムが不規則な人は、心を落ち着かせ、睡眠の質を高めるGABAやL-テアニンなどの摂取も大切。これらの成分は、サプリメントでとるのをおすすめします。

ウェア

着心地が良く、通気性や吸湿性にすぐれたウェアを身につけると、リラックスして眠れます。さらにこだわるなら、睡眠に特化したウェアを選んでも。高機能素材で全身の血行を促進し、寝返りを打ちやすい構造によって疲労や体のコリをリカバリーでき、睡眠の質がアップします。

睡眠計測デバイス

腕につけて眠ることで、睡眠時の心拍数やレム睡眠・ノンレム睡眠などを計測し、睡眠スコアを割り出すなど、睡眠状態のデータを取得できます。スマートフォンの専用アプリと連携させ、過去のデータと比較したり、アラーム機能を快適な目覚ましとして使えたりします。

監修おすすめのアイテムはこちらでチェック・購入できます。

株式会社ニューロスペース
公式ショップ　https://portal.neurospace.jp/store

※サイト内の情報に関してのご質問には対応しかねます。ご了承ください。

Chapter 3

今日からできる良眠テクニック

クロノタイプにかかわらず、良い眠りをとるための共通のテクニックがあります。これから紹介する方法を実践すれば、仕事のパフォーマンスなどもアップします。

sleep technic

寝る1時間前に入浴すると、体温変化の力でよく眠れる！

睡眠と実は関係が深いのが体温です。**〝体温〟**には、一般的に体温計で測る体の表面温度「皮膚温」と、脳や内臓といった体の中心機能を守るための体温「深部体温」があります。睡眠との関わりがより深いのが、**深部体温**。私たちの体は、深部体温が下がる過程で眠くなるという性質を持っています。

深部体温は、起床してから11時間後に最も高くなって、22時間後に最も低くなります。たとえば、朝6時に起床すると、深部体温がピークになるのが17時、いちばん低くなるのが翌午前4時。**17時でピークを迎えた深部体温が徐々に下がっていくときが、睡眠の最適なタイミング**となります。

深部体温を下げるためには、一度上げてそこから一気に下げるのが理想で、その状況を意図的につくることができるのが**入浴**です。入浴によって、全身の温度は一気に上昇し、入浴後に手足から一気に放熱し始めるので、深部体温も下がっ

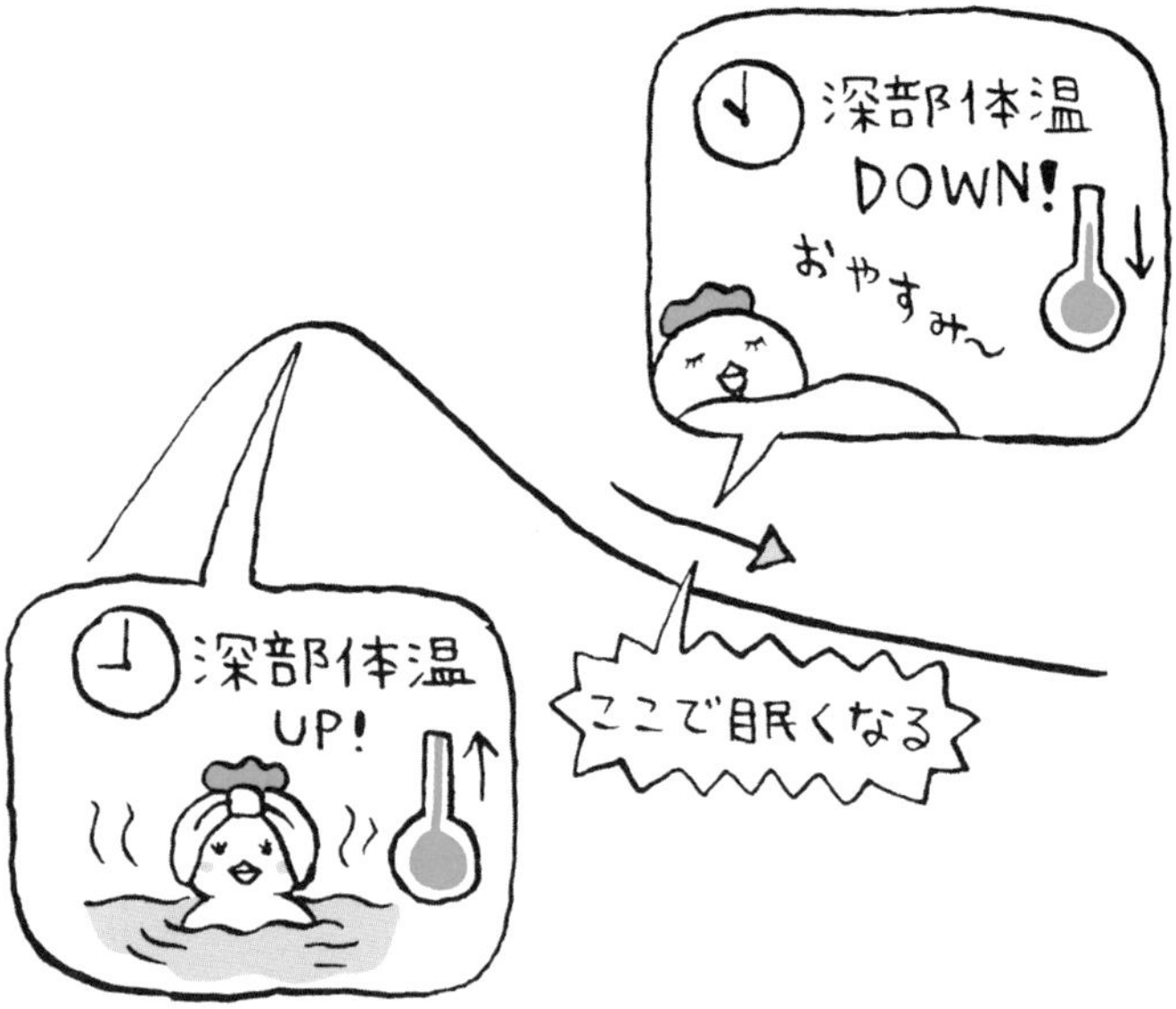

眠る1時間ほど前の入浴で体温を上げれば、手足から放熱されていく。このときに深部体温も一気に下がるので、ちょうど良いタイミングで眠くなる。

ていきます。この体温の急降下によって、眠りやすい状態になるというわけです。

入浴は、**眠りたい時間のおよそ1時間前**が効果的。**39~41度くらい**のお湯で、**10~15分**と短い時間で良いので半身浴を行いましょう。副交感神経も優位になるので、自然と体もリラックスし、体温変化とリラックス効果で、理想的な入眠の準備ができます。

41度より熱いお湯に浸かってしまうと、逆に交感神経が優位になり、眠れなくなるので、温度設定には気をつけましょう。

sleep technic

体内時計はカーテンでコントロール

私たちの体のリズムは、光の影響を強く受けています。起床してすぐに光を浴びると、その刺激が目の網膜を経由して脳にある「視《し》交《こう》叉《さ》上核《じょうかく》」という部分に届き、**「メラトニン」**という睡眠と覚醒のリズムを司るホルモンの分泌が抑制されます。これによって体内時計がリセットされます。**リセットから約15時間後に、抑制されていたメラトニンの分泌量が徐々に増えて眠気が訪れる**というのが、光によってつくられる体のリズムです。

このメカニズムを利用しておすすめしたいのが、**カーテンを開けて眠ること**。たとえば、遮光カーテンを閉めて眠り、目が覚めずに寝過ごしてしまったという経験はありませんか？　一方で、**カーテンを開けて眠れば、朝日が差し込んで自然と目が覚める**のです。日中に活動する人はカーテンを少し開けて眠り、体のリズムを整えましょう。

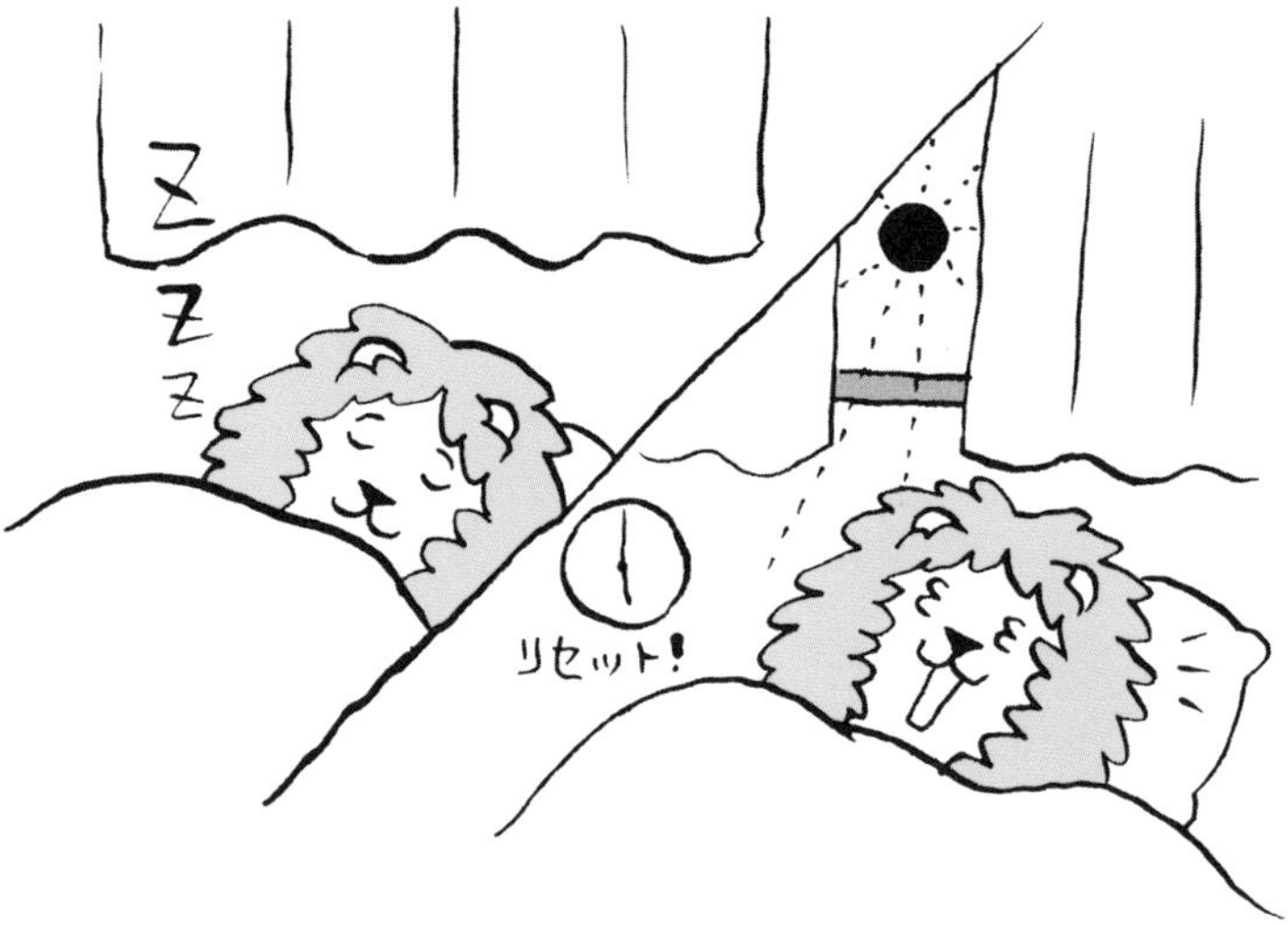

部屋が暗いままだと、寝過ごす可能性が。カーテンを開けたままにして日光で目覚めよう。夜でも外が明るい環境なら、良い寝つきのためにも閉めるのが○。

気をつけてほしいのが、**季節による日の出時間の変化**です。たとえば夏は午前5時前くらいから明るくなるので、いつも午前6時に起きている人がカーテンを開けて眠ると、その分早く目覚めてしまいます。夏場はカーテンを閉めて眠るようにしましょう。

逆に冬は朝日が入る時間が遅くなります。**起きる時間や季節によってカーテンの開け閉めを調節することが大切**です。

シフト勤務や夜勤の人は、人工光や遮光カーテンを活用して起床のリズムを整えるようにしましょう。

sleep technic

仕事帰りのうたた寝が良眠を妨げる

仕事帰りの電車の中、揺られているうちにうとうと眠ってしまった経験がありませんか？　少し眠ると気分がすっきりするので、良いことに思えるのですが、実はこの時間帯のうたた寝が、本睡眠の妨げになっているのです。

良い睡眠をとるには、その前にしっかり起きている時間があることが大切です。人の体は、起きている時間が長いほど睡眠力が高まる仕組みになっていて、これを「**睡眠圧**」といいます。睡眠圧は、バネにたとえることができて、起きている間はバネが引っ張られていて、眠るときがそのバネを手放すとき。**長く引っ張る（起きている）ほど反動がつく＝よく眠れます**。そのため、仕事帰りにうたた寝をすると、せっかく溜めてきた睡眠圧がそこで解放されてしまうので、寝つきが悪くなる、眠っても途中で起きてしまうなど、本睡眠の質の低下につながります。これは朝や夜といった時間に関係なく、たとえば夜勤明けで家に帰る途中

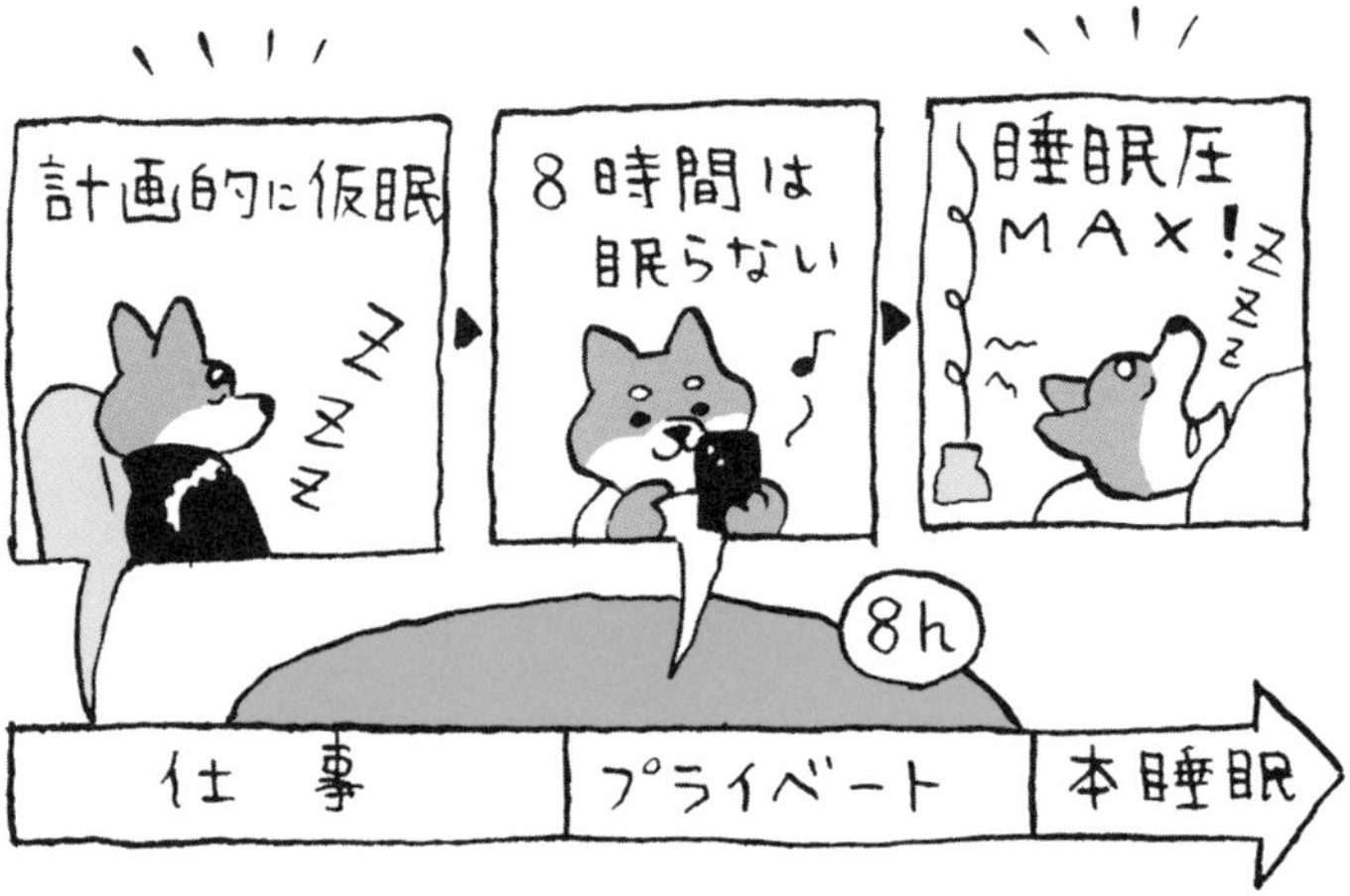
計画的に仮眠
8時間は眠らない
睡眠圧MAX!
8h
仕事
プライベート
本睡眠

本睡眠の8時間以内の仮眠やうたた寝は避けよう。それよりも前に計画的に仮眠をとることで、うたた寝は防げる。

の電車で眠ってしまったり、帰宅直前に仮眠をとったりしてしまうことでも起こります。

睡眠圧をうまく使って睡眠の質を上げるには、本睡眠の8時間前から寝ないことがポイントです。ただ、帰りの電車でどうしても眠くなったときは、うたた寝を防ぐために**本睡眠の8時間前までの間に30分以内の仮眠を取り入れましょう**。

24時に寝るなら、16時前までに一度仮眠をとるということです。そうすると、以降8時間で睡眠圧をしっかり溜めて本睡眠を迎えることができます。

sleep technic

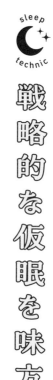

戦略的な仮眠を味方に!

動物にはおもに2種類の睡眠タイプがあります。私たち人間は、ある一定の時間まとまって眠る「単相性睡眠」を行います。一方、犬や猫のように、多くのほ乳類は一日のうちに短時間の睡眠をくり返します。これは「多相性睡眠」といいます。

人間の赤ちゃんも実は多相性睡眠です。とくに新生児期は、睡眠と覚醒のリズムが不安定なため、一日15~20時間は断続的に眠っています。成長するにつれて体のリズムが整い、単相性睡眠に変化して、睡眠時間も短くなるのです。これは自然な変化であるものの、**単相性睡眠だけではそもそも睡眠時間の総量が不足しがちになっている**のが現代人です。だからこそ、多相性睡眠をうまく取り入れていくことが大切になってきます。

気付いたらうとうとしている「うたた寝」とは違う、**戦略的な仮眠を取り入れることで、日中のパフォーマンスを保ちつつ、本睡眠の質を高める**ことができる

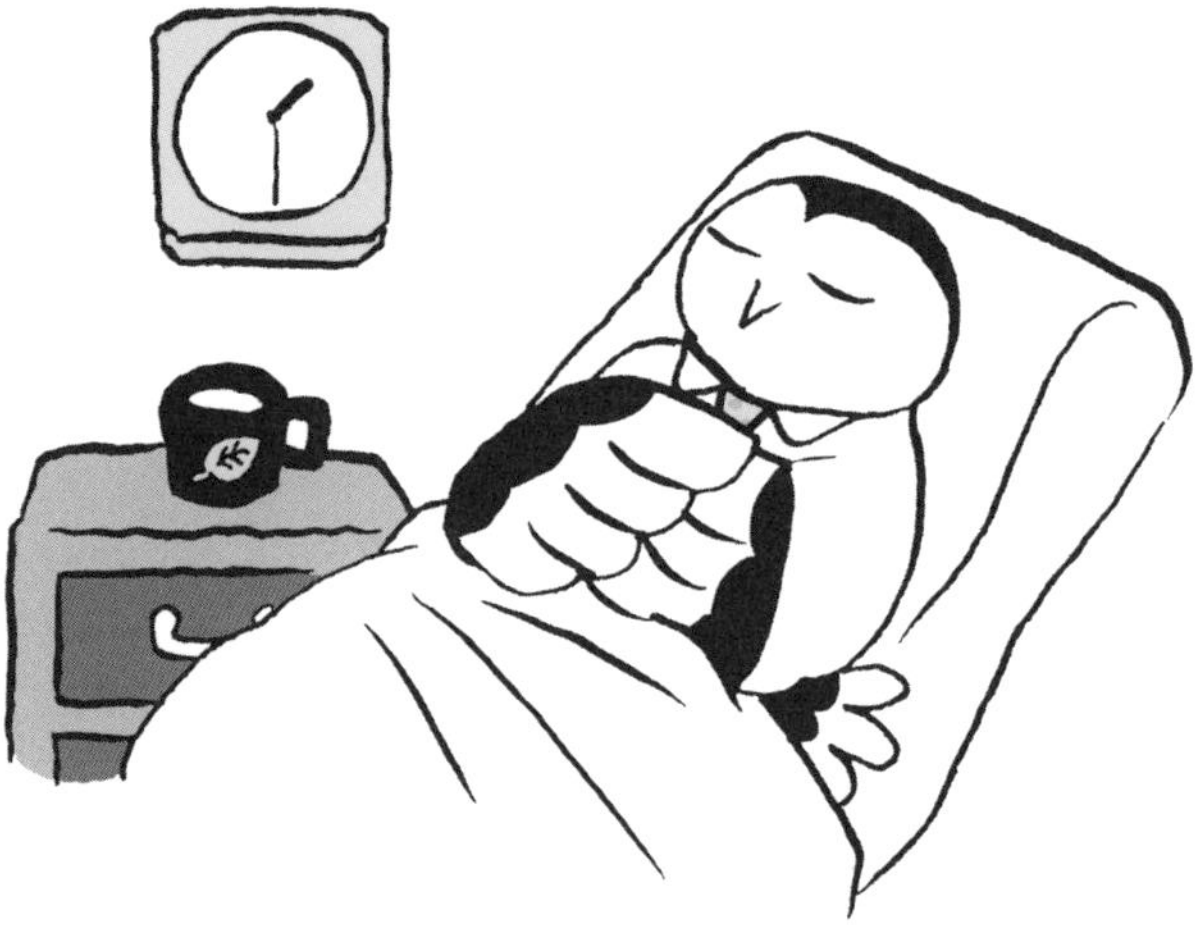

仮眠は、起床6～7時間後に、頭が心臓よりも高い状態で15～30分間とるのがベスト。直前にカフェインをとると、すっきりと目覚められる。

のです。

とはいえ、好きな時間に好きなだけ眠るというのは効果的ではありません。睡眠の質を上げて、心身が元気になる仮眠には次の4つのテクニックがあります。

①仮眠は起床6～7時間後にとる

②仮眠時間は15～30分

③頭は心臓より高い位置にして眠る

④仮眠する前にカフェインを含む飲み物を飲む

反対にこれを守らないと、仮眠後に疲労感や眠気が強くなったり、本睡眠でしっかり眠れなくなったりするので注意しましょう。

sleep technic

『90分サイクル』の定説にこだわる必要なし！

「睡眠にはリズムがあって、90分ごとに深い眠りと浅い眠りをくり返している。だから、90分の倍数で睡眠をとるとよく眠れる」という、睡眠の「90分サイクル」を意識している人は多いかもしれません。

睡眠中は、ノンレム睡眠（深い睡眠）と、レム睡眠（浅い睡眠）が交互に訪れ、その平均時間は90分前後。確かに「90分サイクル」ではありますが、すべての人が一律に90分のサイクルをくり返しているかというと少し違います。あくまでも平均であり、**70分サイクルの人もいれば、110分サイクルの人もいます。**

そのため、「90分の倍数が良いと言われたからそうしているけど、どうにもすっきり起きられない……」という人は、このサイクルに合っていない可能性が大。

本当はもうちょっと寝たいのに、**90分サイクルだからと無理やり起きたり、遅くまで起きていたりするのは、本末転倒**です。

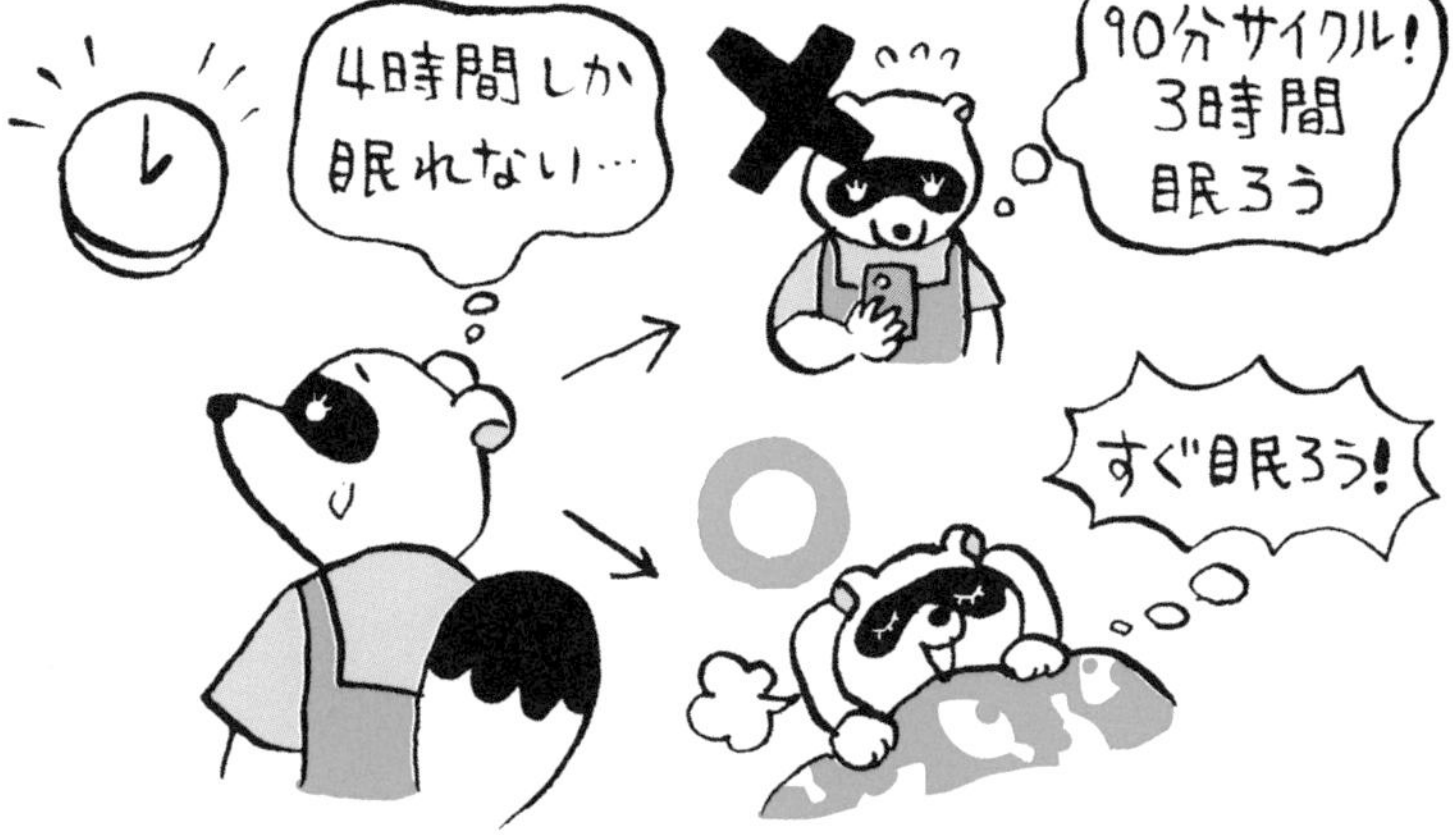
4時間しか
眠れない…
90分サイクル!
3時間
眠ろう
すぐ眠ろう!

90分サイクルはあくまでも平均値。いつもより就寝時間が遅くなった場合は、90分サイクルではなく、睡眠時間の長さを優先しよう。

良質な睡眠をとるために「時間」は大切な要素。普段から8時間たっぷり寝ている人は別ですが、ただでさえ睡眠時間が短い人は**90分サイクルに合わせてさらに短くする必要はありません**。

自分の睡眠サイクルを知る手段として、睡眠計測のデバイスの活用があります。スマートフォン、頭に装着するもの、マットレスで計測できるなんていう商品も出てきています。こういった最新のテクノロジーで、まずは自分の睡眠サイクルを知ることも、良い睡眠習慣を見つけるためには大切です。

sleep technic

『ゴールデンタイム』は実は無意味!?

睡眠の質を良くするには、「22時から深夜2時の〝ゴールデンタイム〟に寝るのが大事」という話を聞いたことがありませんか? 「美容のために22時には寝ている」というのもよく聞く話です。

このように、「睡眠にはゴールデンタイムがある」というのが通説のようになってしまっていますが、実際のところ22時から深夜2時がゴールデンタイムだというのは誤りです。

人の体内では、眠りについてから3〜4時間の間に成長ホルモンが分泌されます。これが、美肌や疲労回復などの効果をもたらしてくれるのですが、この**成長ホルモンは何時に寝たとしても分泌されます**。もともと日本人の平均就寝時間で多いのが22時から午前0時であり、22時就寝なら3〜4時間後の深夜1時から2時くらいに成長ホルモンが出始めるので、そこが睡眠のゴールデンタイムと考え

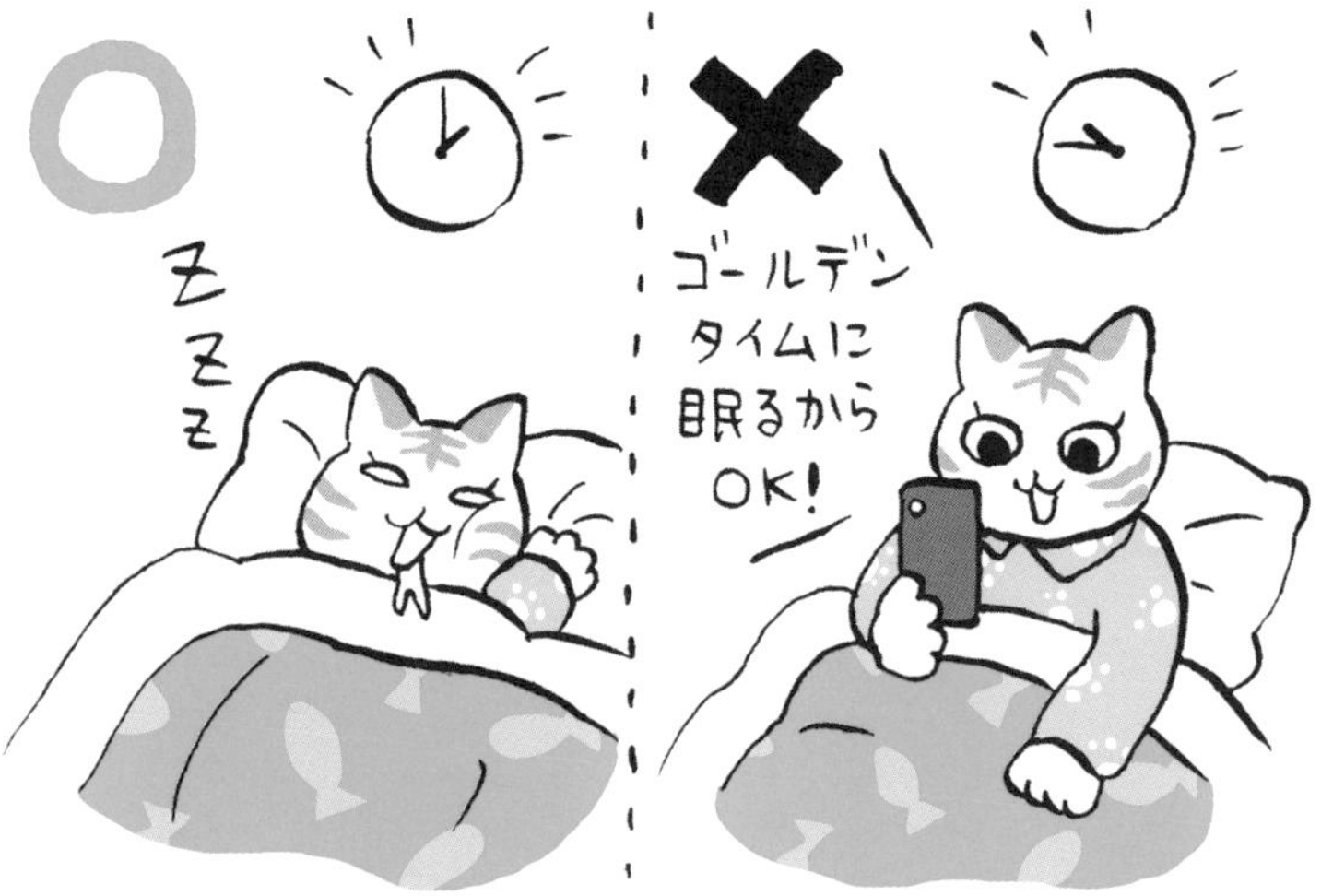

きちんと眠れば、何時でも成長ホルモンは分泌される。反対に、ゴールデンタイムに眠っても、直前までスマートフォンなどを見ていると睡眠の質が下がる。

られるようになったようです。

しかし大切なのは「何時に眠るか」ではなく、「質の良い睡眠をどれだけとれるか」にあります。睡眠のゴールデンタイムが決まっているとしたら、夜勤などをしている人はずっと不健康なままということになってしまいます。

朝8時に眠っても、良質な睡眠がとれていれば、3〜4時間の間に成長ホルモンが分泌されます。逆に22時に眠っても、直前まで飲酒したり、スマートフォンを見ていたりすると、睡眠の質が下がり、成長ホルモンの分泌が減ってしまうのです。

sleep technic

寝酒の習慣をやめれば睡眠の質が高まる

「寝つけないからお酒を飲んでから眠る」という習慣のある人はいませんか？睡眠のリズムは、心を休息させる睡眠の「レム睡眠」、脳と体を休息させる深い睡眠の「ノンレム睡眠」がくり返されています。ノンレム睡眠のうち、睡眠前半に訪れる深い睡眠があります。眠る前の飲酒で**入眠は促されますが、この深い睡眠の割合が減って睡眠の質が悪化**します。

アルコールは体内で分解されると、覚醒作用のある「アセトアルデヒド」という物質になります。これは飲んだ2～3時間後に発生します。それによって、睡眠前半の深い睡眠が少なくなり、睡眠の質が下がります。人によっては途中で目覚めてしまう「中途覚醒」が起こります。

このように、眠る前にお酒を飲むことで、睡眠全体の質が下がり、翌日以降の活動に悪影響が出るのです。寝酒が習慣になると、「お酒がないと眠れない」とい

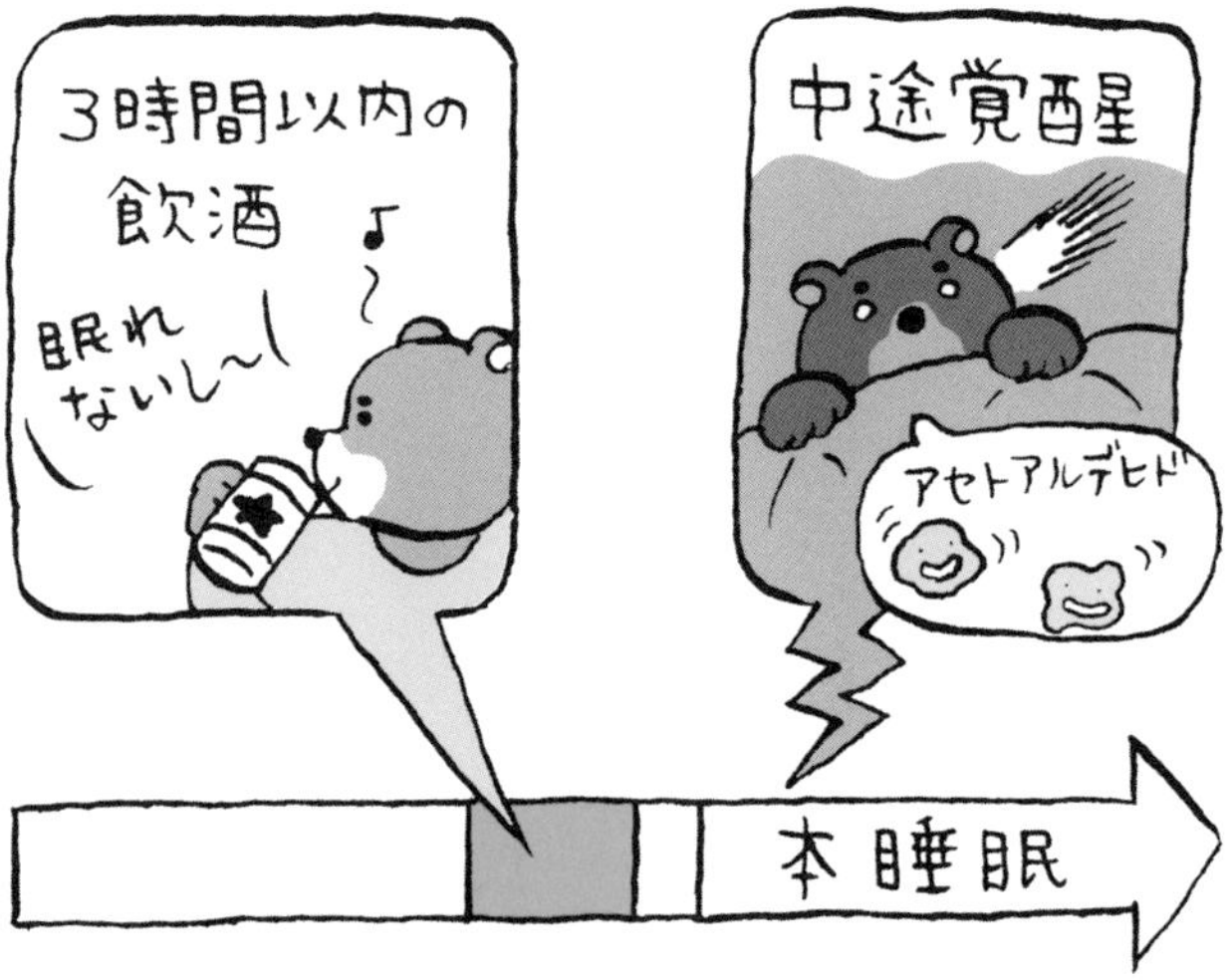

就寝3時間以内に飲酒すると、アセトアルデヒドの影響で中途覚醒が起こる。
本睡眠が夜で、昼に飲酒した場合は、うたた寝しないように注意を。

う依存状態になってしまうこともあるので、早めに改善しましょう。

とはいえ、完全にやめるのは難しいと思いますので、まずは、**眠る3時間前からはなるべく飲酒をしない**ように気をつけましょう。

日本酒で悪酔いする人でも、赤ワインなら次の日に残らないといった相性の良し悪しもあります。お付き合いでお酒の席が欠かせない人は、自分の体と相性の良いお酒を見つけておくと良いです。

また、塩分や糖分を多く含むおつまみは、血圧や血糖値を上げて脳を覚醒させるので、避けましょう。

sleep technic

長期の休暇中は寝すぎに注意！

睡眠のリズムを整えて質を上げるためには、起床時間を一定にすることが最も効果的な方法です。このリズムが乱れがちになるのが、ゴールデンウィークやお盆、お正月休みといった、長期の休暇。時間を気にせず、好きな時間に起きて眠れるので、毎日の就寝時間と起床時間がバラバラになりがち。休暇を不規則に過ごして出勤日が近づくと、**人間の体に備わっている体内時計のずれによって、「ブルーマンデー症候群（月曜病）」といわれる症状が引き起こされます**。具体的には、休み明けに体がだるい、気分が落ち込む、仕事に集中できないというのが主な症状です。

もちろん、休暇中も平日と同じように過ごさなければいけないとなると窮屈ですし、休みの日ぐらい何も気にせずにゆっくりしたいもの。そこで、ぜひ取り入れてもらいたいのが、朝一度起きた後に二度寝するという方法です。

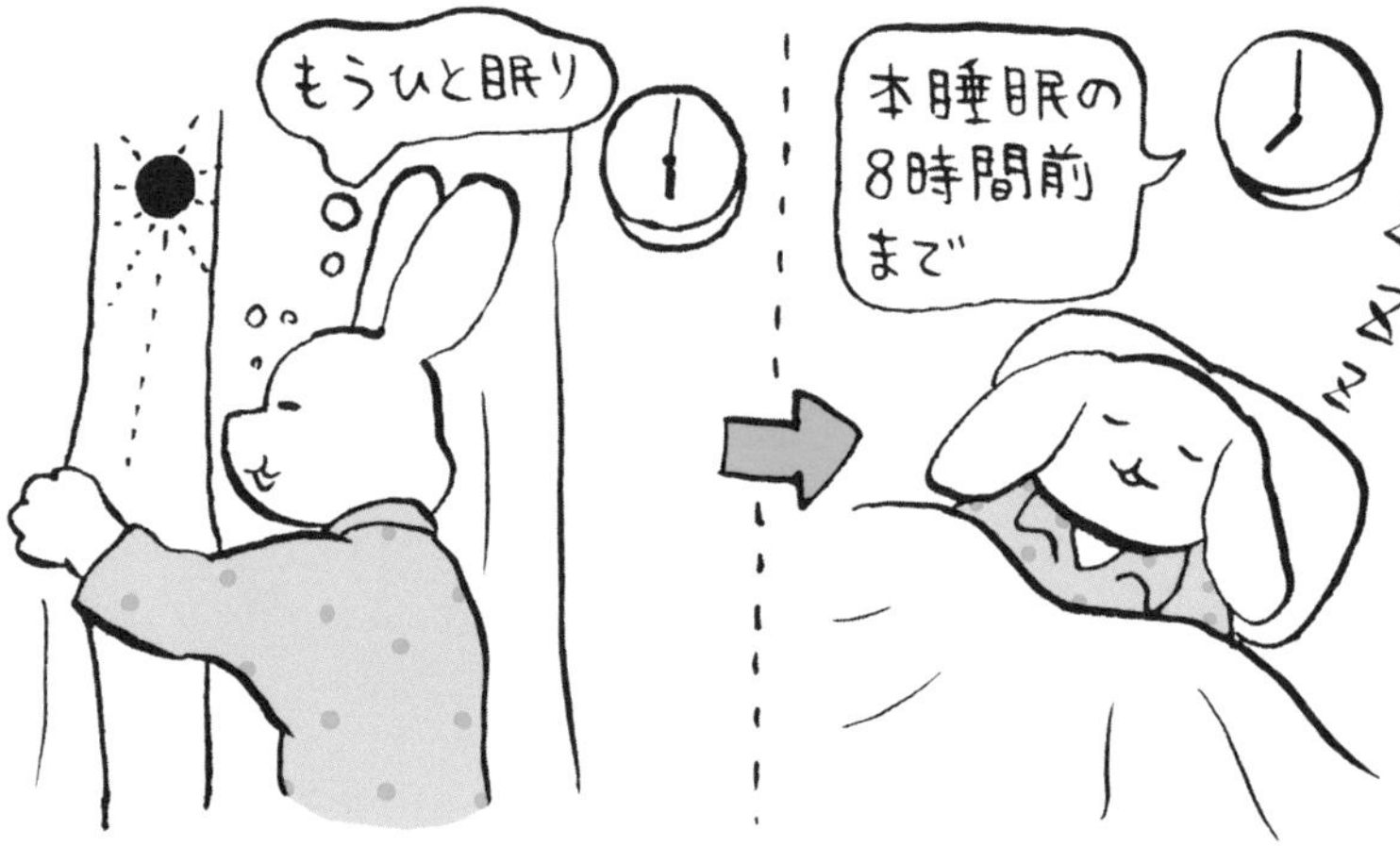

いつもと同じ時間に起きて日光を浴びた後なら二度寝してもOK。ただし、本睡眠の8時間前までには起きて、睡眠圧をしっかり溜めよう。

たとえば、普段午前6時に起きているのであれば、休暇中も同じ時間に一度起きます。そして**日光を浴びて、体内時計をリセットしてから再び眠れば良いのです**。目覚めた後は8時間以上起きていれば本睡眠の質を下げることもありません。

そして、**出勤日の2日前になったら、睡眠のサイクルを平日のリズムに戻します**。朝起きたら、長めに日光を浴びることで睡眠と覚醒の適正なリズムをつくります。二度寝もやめて、朝から活動するようにしておくと、コンディションの良い状態で出勤日を迎えることができます。

sleep technic

起きたい時間に起きるには"暗示"が効果的！

普段は目覚ましのアラームで起きるのに、寝坊できない出張や旅行の日は目覚ましよりも早く目が覚める。こんな経験のある人は、多いのではないでしょうか。実は**「明日、絶対に○時に起きる！」と強く念じてから眠りにつくと、本当にその時間に起きやすくなる**のです。

この仕組みには、**「コルチゾール」**という覚醒に向かうためのホルモンが関係しています。コルチゾールは副腎皮質から分泌されるホルモンで、早朝に分泌量がピークを迎えます。起きる2時間ほど前になるとコルチゾールが分泌され始め、血糖値や血圧の上昇を促します。これによって、目覚めやすくなるのですが、「ストレスホルモン」とも呼ばれるように、コルチゾールには、ストレスを感じる環境になると分泌されるという特徴もあります。

絶対に寝坊できない日の前日に、「○時に起きる！」と念じることで、コルチ

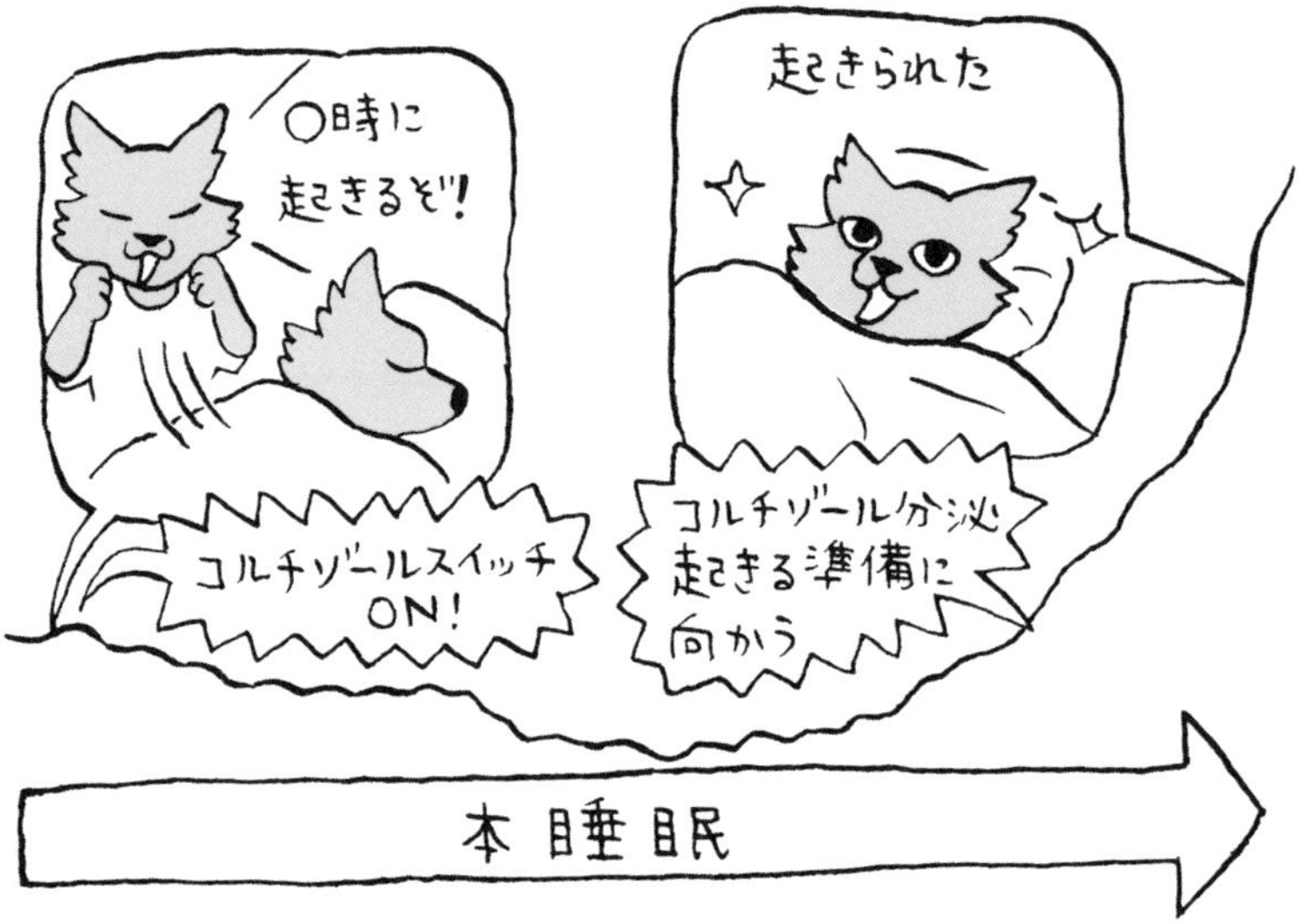
○時に
起きるぞ!!
起きられた
コルチゾールスイッチ
ON!
コルチゾール分泌
起きる準備に
向かう
本睡眠

「絶対に起きる！」という暗示をかけると、体内の目覚めに関わるストレスホルモン「コルチゾール」の分泌スイッチが入って、寝坊を防げる。

ゾールの分泌が促され、朝起きやすい状態となります。この仕組みを「**自己覚醒**」といいます。

この自己覚醒を促す方法は人によって違い、「**5時に起きるから5回枕を叩いてから寝る**」「**4時に起きるから、『起きるぞ！』と4回唱える**」といった方法もあります。おまじないのようで、眉唾に感じるかもしれません。でも、実際にこれらの方法を行ったほうが、時間通りに起きられるとわかっているのです。

絶対に寝坊できない日の自己覚醒の方法を見つけておくと、いざというときに安心です。

column

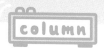

覚えて習慣づけたい!

良眠タイムフロー

本睡眠の質をグンと上げるには、就寝前の過ごし方がカギに。
どう過ごせば良いかをフロー形式で紹介します。

就寝 8時間前 仮眠はこの時間までに15～30分とる

↓

就寝 3時間前 お酒・重めの食事はこの時間までに

↓

就寝 1時間前 入浴で深部体温を上げてぐっすり眠る準備を

↓

就寝前 空腹だと寝つけなくなるので、食べるなら軽食を

↓

就寝 本睡眠は十分な時間とろう！

- **入眠 3～4時間後** 成長ホルモンの分泌で疲労回復
- **起床 2時間前** コルチゾールの分泌で目覚めの準備開始

↓

起床 日光（もしくは白色光）を浴び、
食事をしっかりとって活動モードに！

Chapter 4

あなたの睡眠習慣をチェック

「時間があるからスヌーズ機能で二度寝」「夕食後にうたた寝」など、ついついやりがちな睡眠の習慣を、OK・NGで判定。NG習慣は改めて、良眠を目指しましょう！

Check 1

スヌーズ機能で
二度寝するのが至福です

NG

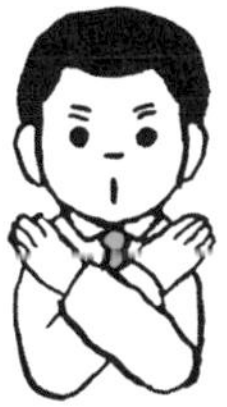

起きるときに
だるくなる原因になる！

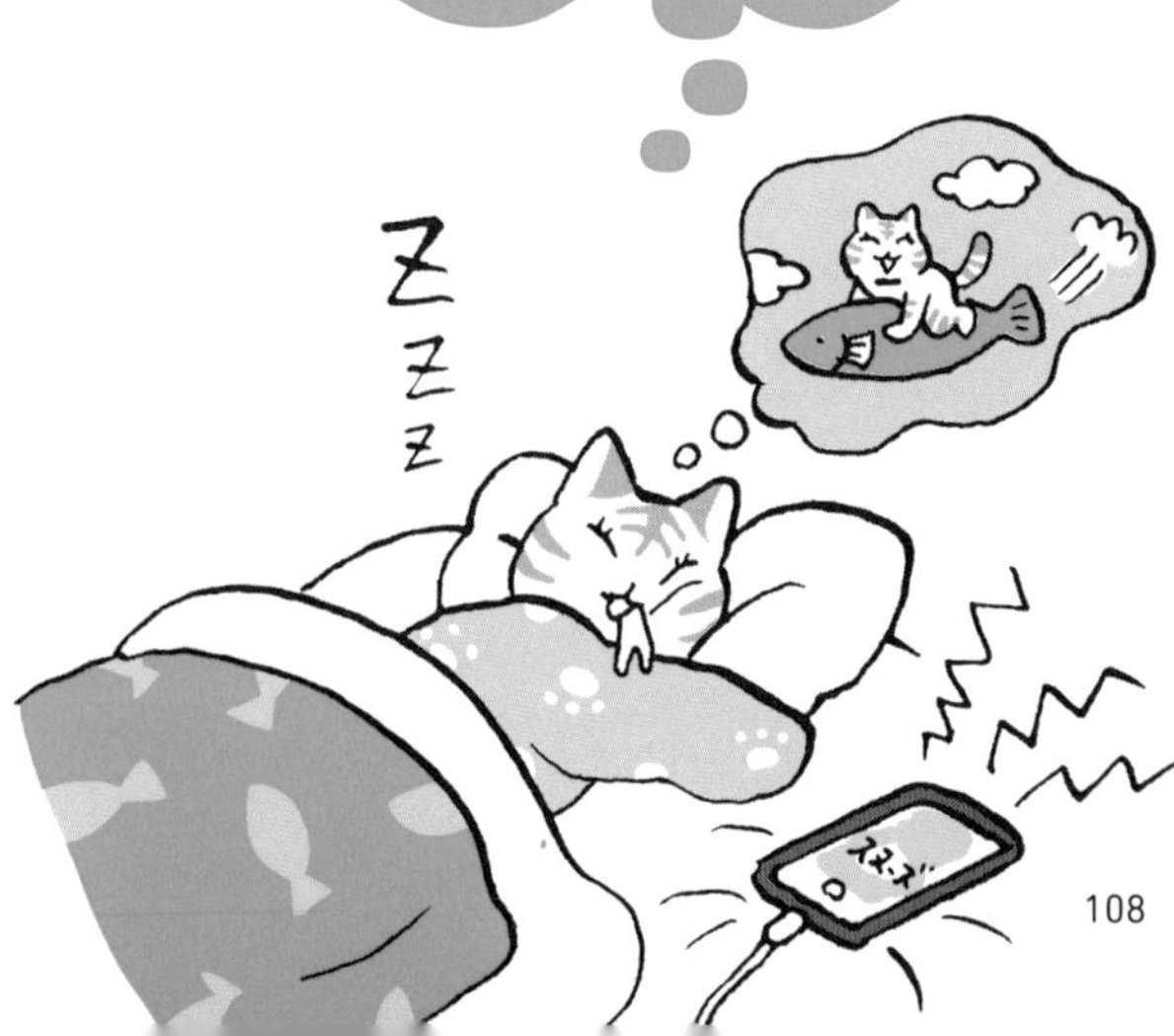

「スヌーズ機能」は、目覚ましのアラームを一度止めても一定時間ごとに再度アラームを鳴らす機能です。寝足りないときに二度寝をする瞬間は幸せを感じるかもしれませんが、すっきりと目覚めるためには控えたほうが良いでしょう。

起床時間が近づくと、目覚める2時間ほど前から体の中では「コルチゾール」というホルモンが分泌されます。このホルモンは**自律神経の1つである交感神経に関わり、血糖値や血圧の上昇を促し、覚醒をもたらす働き**があります。

スヌーズ機能を使うのが当たり前になると、本来起きるべき時間より前からアラームを鳴らすことになり、起きるタイミングが後ろにずれ込んでいきます。そうなるとコルチゾールが分泌されるタイミングも狂ってしまうのです。

そもそもコルチゾールは「ストレスホルモン」とも呼ばれ、イライラする、不機嫌になるなどの副作用をもたらします。

スヌーズ機能によってコルチゾールの分泌に乱れが生じることで、起きても頭がボーッとして体にだるさを感じる、あるいはイライラして不機嫌になるなど、いずれも気持ちの良い目覚めや眠りとはいえなくなってしまいます。スヌーズ機能の使用はやめ、**起きるべき時間にアラームを設定**するようにしましょう。

Check 2

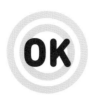

朝食後に眠くなったら通勤電車で眠ります

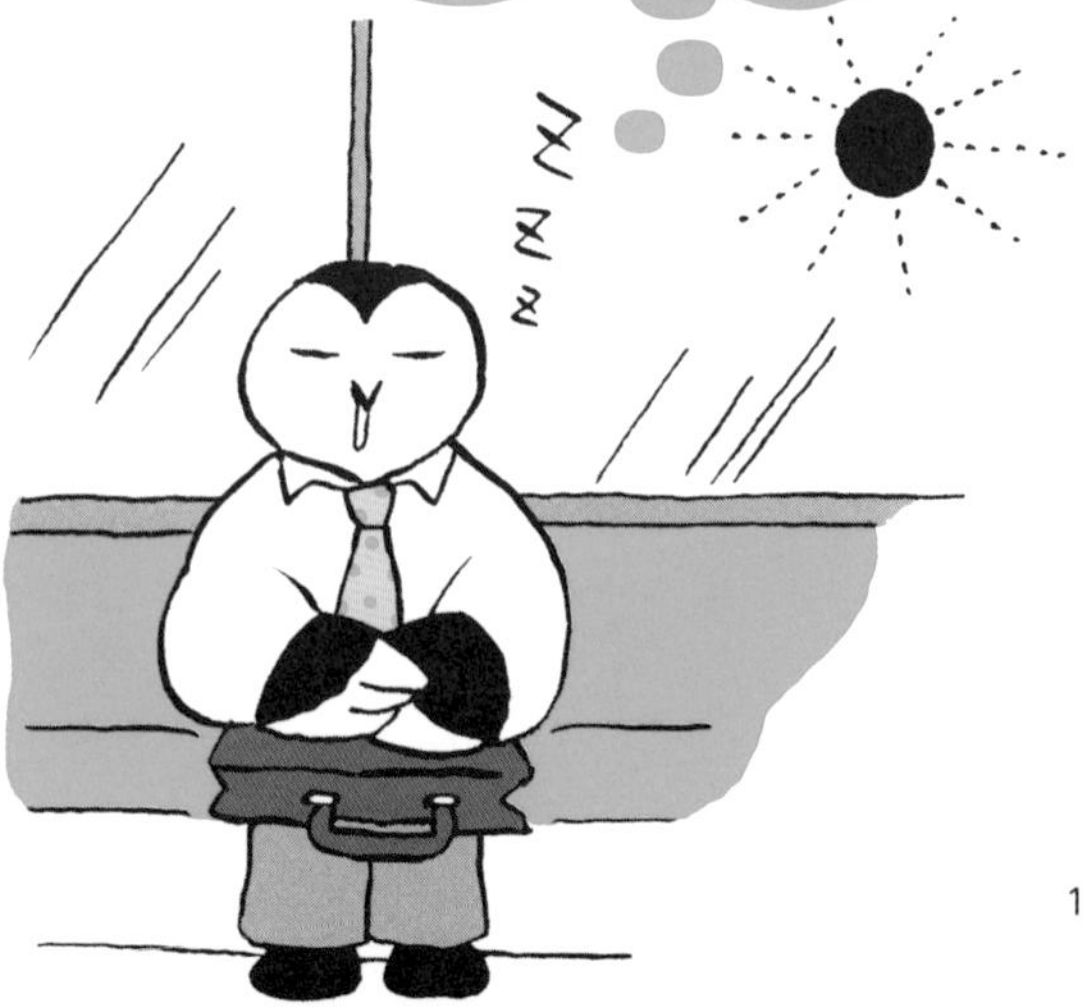

OK

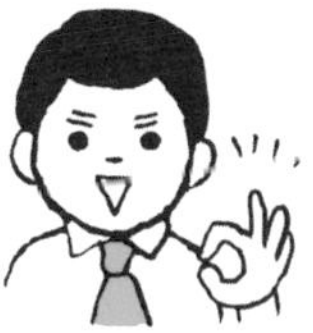

夜の就寝時間を守れば通勤中の仮眠は問題なし！

夜勤や夜更かしをしていたわけでもないのに朝食を食べてから眠くなるのは、おそらく睡眠が足りていないことが考えられます。

通常、**人間の体には体内時計が備わっており、目覚めて7～8時間後になると眠気がやってくる**のが自然です。それにもかかわらず、目覚めてから時間が経っていない朝の通勤時間に眠くなるというのは、体が眠りを欲しているというサインです。

前日に残業をしたり、夜更かしをしたりして睡眠時間が削られてしまっても、**通勤時間に少し眠れるような状況であるなら、その時間を活用して戦略的に仮眠をとるのも1つの方法**です。睡眠時間が足りないままがんばるよりも体への負担が少なく、仕事中の眠気も防ぐことができます。

ちゃんと眠ったつもりなのに通勤中に眠くてたまらないという場合には、睡眠習慣の見直しをしましょう。たとえば、眠りにつく前の3時間以内に飲酒や胃に負担のかかるような食事をとるなどして、睡眠の質を下げていないでしょうか？ そもそも十分な睡眠時間がとれているか、眠りの質が下がるようなことをしていないか、振り返ることが必要です。

Check 3

寝る前に良いのは
ホットミルクでしょ！

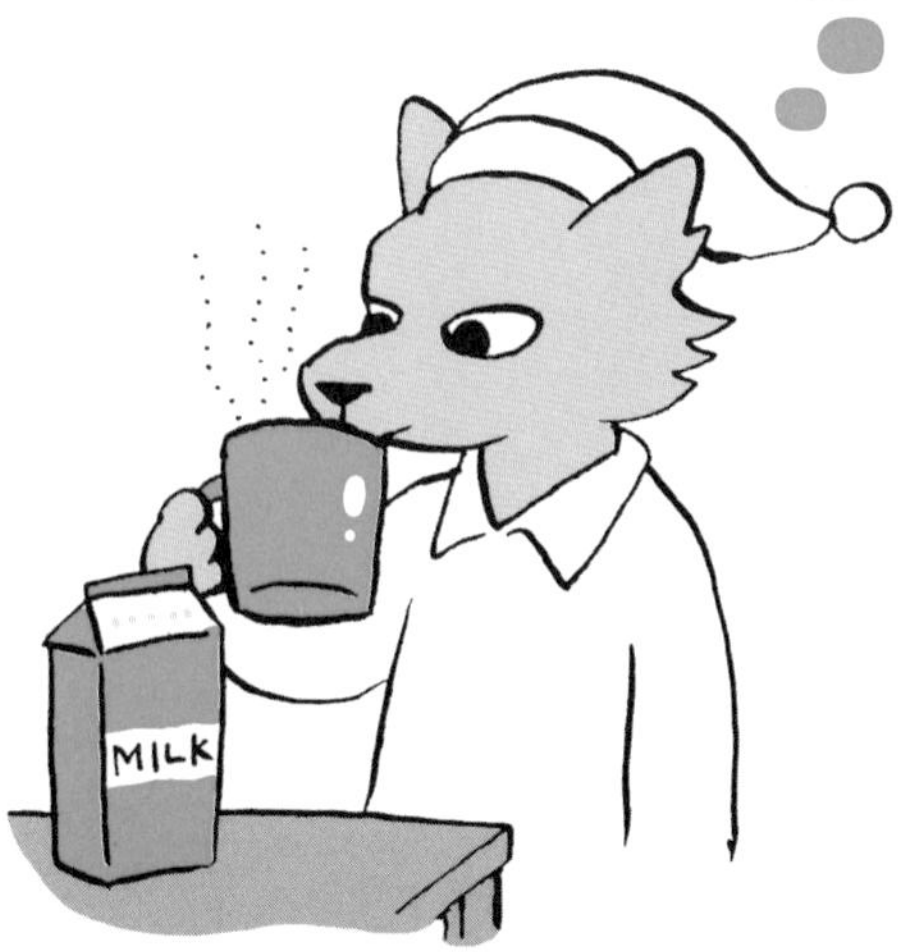

OK

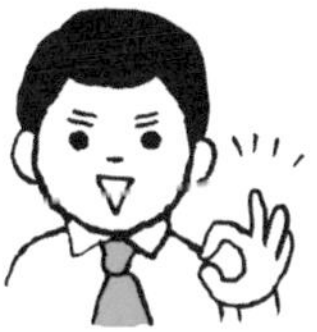

温かい飲み物なら
牛乳でなくても大丈夫

よく眠れる飲み物というと、ホットミルクを思い浮かべる人が多いのではないでしょうか。

しかし、それは牛乳だから良いというわけではありません。

ポイントはどんな飲み物かというよりも、**眠りにつく1時間前に温かい飲み物をとること**です。88ページでも紹介した通り、入浴で深部体温を上げておくと、やがて体温が下がるにつれて眠りにつきやすくなります。

同じように体温を上げるために、眠る1時間ほど前に、味の薄い温かいスープやハーブティー、白湯などをゆっくりと味わいながら、心静かにリラックスして過ごすと良いでしょう。

ただし、塩分や糖分のとりすぎには注意してください。塩味がきいて味が濃かったり、砂糖やハチミツなどがたっぷり含まれていたりすると、**脳や内臓の働きが活発になり、眠りが浅くなってしまいます**。

また、温かい飲み物であっても、脳を覚醒させるカフェインを含むコーヒーや紅茶、緑茶などは眠る3時間前から飲まないようにします。眠りの質を下げてしまうアルコール類も同様に避けるようにしましょう。

Check 4

ホットアイマスクをつけて寝ています

OK

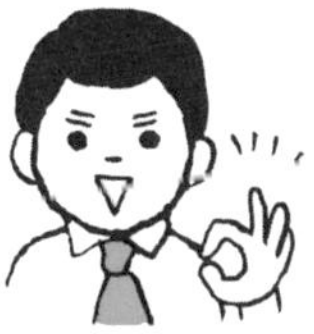

目のまわりを温めることで寝つきが良くなる

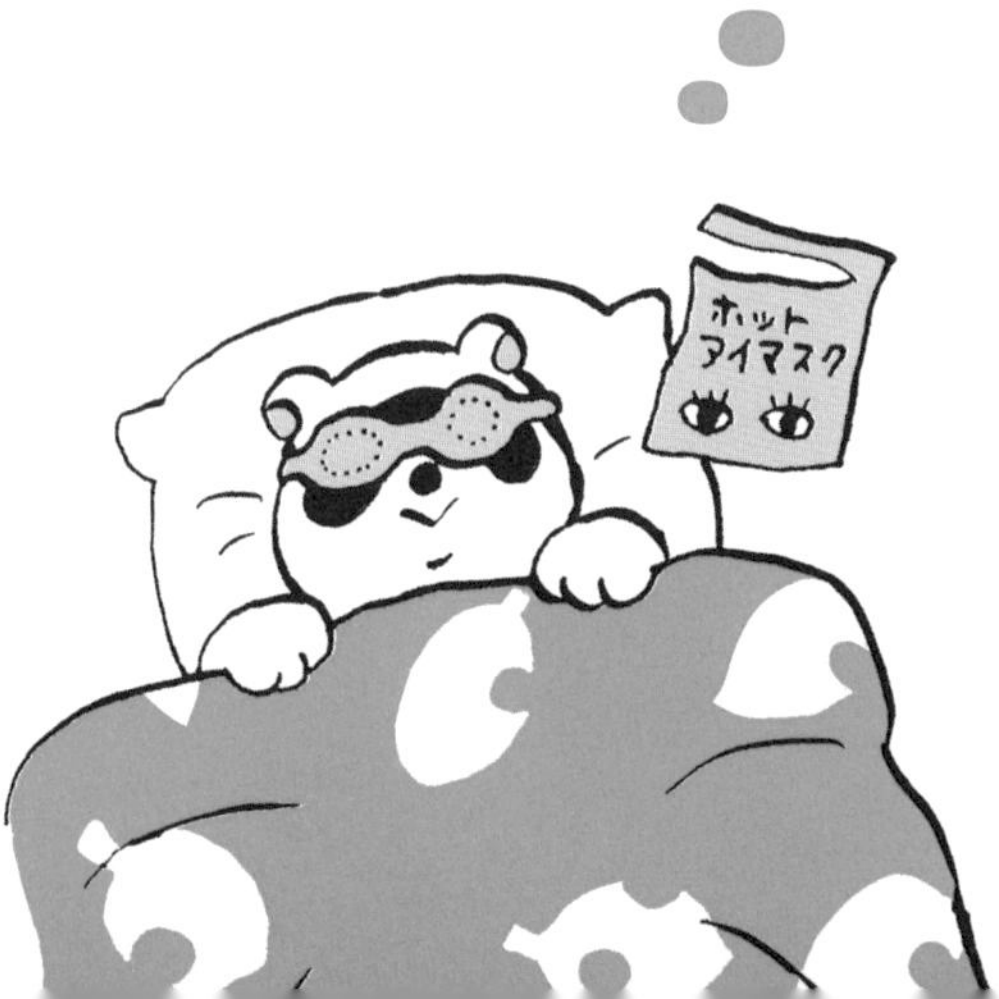

新幹線や飛行機などで、移動中にアイマスクをつけて眠っている人をよく見かけます。日中であれば光を遮るために欠かせませんし、目元を覆うことで安心感があり、リラックス効果も得られるでしょう。

夜勤やシフト勤務で外がまだ明るいうちに眠らなくてはいけない場合、アイマスクはむしろ必需品です。つけてそのまま眠ったほうが良いでしょう。

さらにアイマスクには、**目の疲れを癒やすために有効なホットアイマスク**もあります。目のまわりの神経を温めることで、自律神経の一種である副交感神経の働きが優位になり、血行にも影響を与えます。**血管を通して温かな血液が体のすみずみに送り届けられ、体温が維持されることによるリラクゼーション効果から寝つきも良くなります**。

ただし市販されているホットアイマスクには、安価な使い捨てのものから高機能な充電式まで、さまざまな種類があります。つけたまま眠って良いかどうか、各商品の説明書で必ず確認しましょう。

また、水を含ませたタオルを電子レンジで温めて代用する人がいますが、そのまま眠ってしまうと顔の上から落ちて枕や寝具を濡らしてしまうためご注意を。

Check 5

眠気はコーヒーやエナジードリンクで吹っ飛ばす！

場合によっては

OK

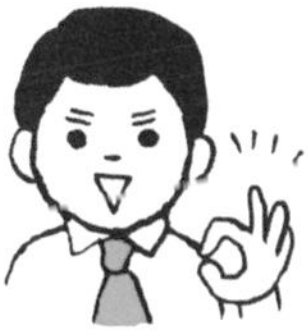

常用は避け、仮眠時などに活用を

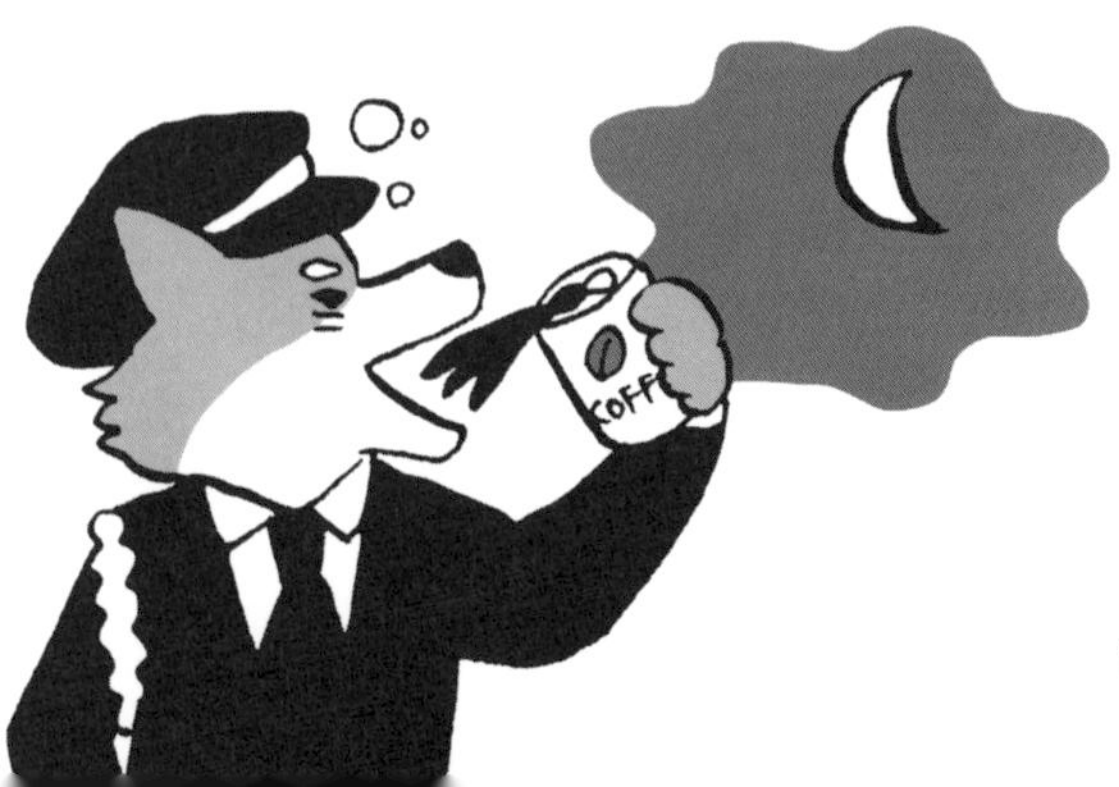

もう起きなくてはいけない時間なのに、眠くてたまらないという場合もあるでしょう。本来、本睡眠の時間をしっかり確保し、眠気がない状態が理想です。ただし、あまりに眠気が強い場合には、**カフェインを含むコーヒーやお茶を飲んで目を覚ます**のも1つの方法です。

仕事中に眠気がある場合には、休憩時間に仮眠をとることをおすすめしていますが、ここで寝すぎてしまうと、逆にすっきり目覚められなかったり、本睡眠で深く眠れなくなったりします。

それを避けるためには、**カフェインを含む飲み物を仮眠の直前に飲む**のが良いです。カフェインは摂取してから30分ほどで効果を発揮し始めます。仮眠は15～30分とるのがベスト。そのため、ちょうど起きた頃からカフェインによる覚醒作用が始まるので、目覚めた直後からよりクリアな頭で活動しやすくなります。

ただし、とくにエナジードリンクはカフェインが過剰に含まれているので、推奨量以上を飲むのは避けましょう。

本来であれば、カフェインなしでも眠気がないよう、しっかり眠るのがベスト。あくまでもカフェインは応急処置のアイテムとして考えましょう。

Check 6

寝る前は布団の中で明日の段取りを予習しています

NG

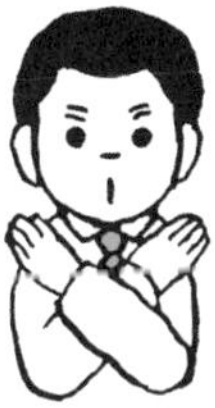

寝つけなくなるので考える作業は次の日に！

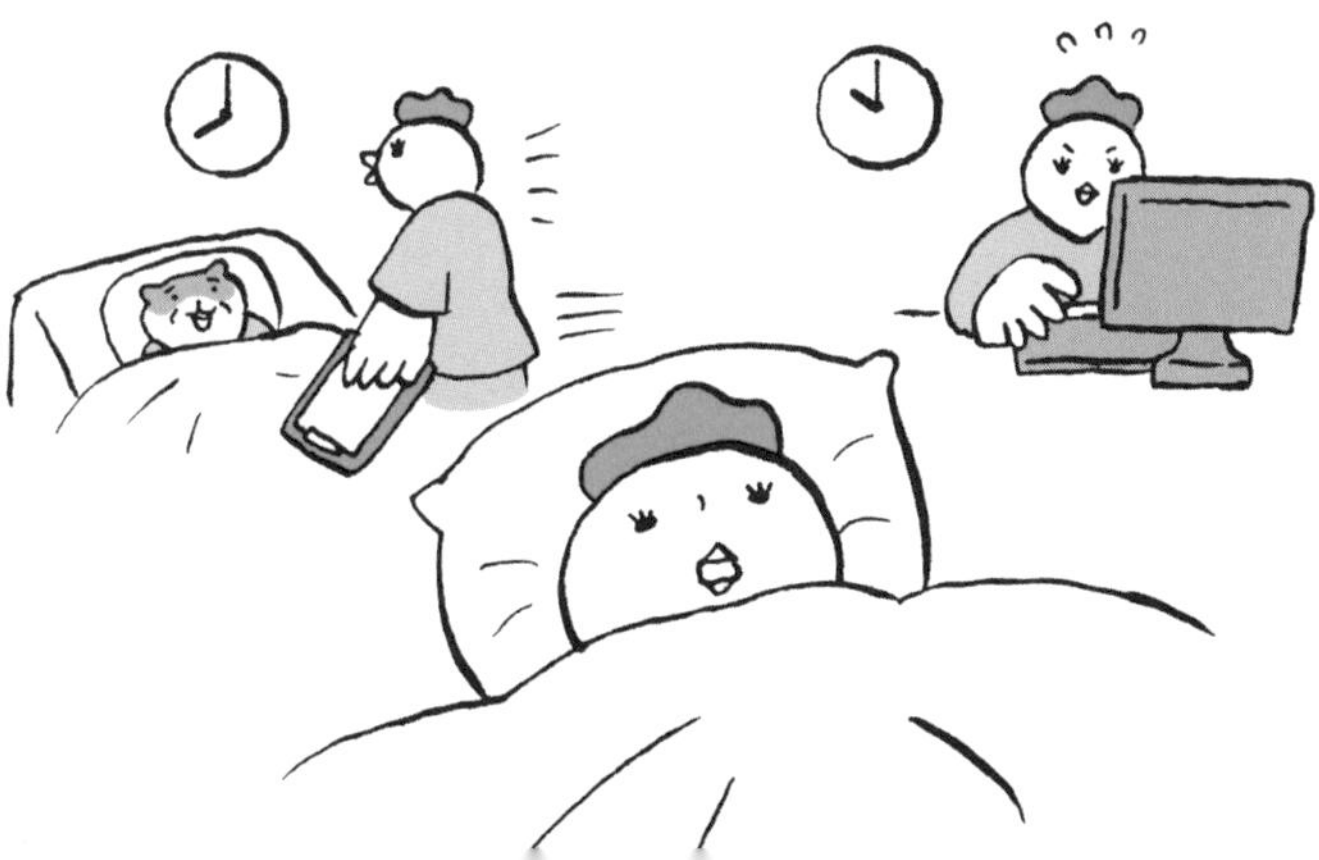

睡眠中は、脳の「海馬」という部位で記憶を定着させたり、必要な記憶を結合させたりしていることがわかっています。そのため、暗記すべきことがあるときや、資格試験の勉強中などには、**頭に入れたいことを眠る前に見直す程度に確認する**のが効果的です。

しかし、「さあ寝よう」と布団に入ってから翌日のことなどを考え始めると、脳がどんどん覚醒してしまいます。

考え事の中には、不安や心配事もあるでしょう。眠る前にネガティブなことを考え始めると、物事を悪いほうへととらえるマイナス思考に陥り、ますます眠りが遠のいてしまいます。

何かを計画したり、段取りを考えたりするような作業は、自分のクロノタイプに合わせてパフォーマンスを最も発揮しやすい時間に行うようにしましょう。

眠る直前には確認する程度にとどめ、考えるべきことがある場合はメモなどに残しておき、「明日にしよう」と気持ちを切り替えましょう。いったん頭をリセットしたら、あとはリラックスしてよく眠ったほうが、頭の中も整理されて物事もスムーズに進むでしょう。

Check 7

途中で目が覚めると、ついスマートフォンを見てしまいます

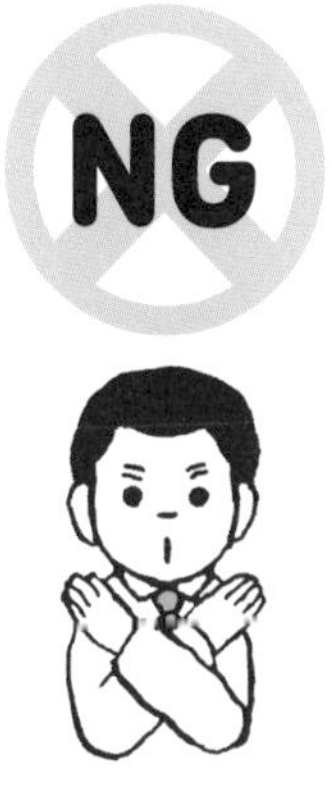

液晶画面の強い光は眠りをますます遠ざける

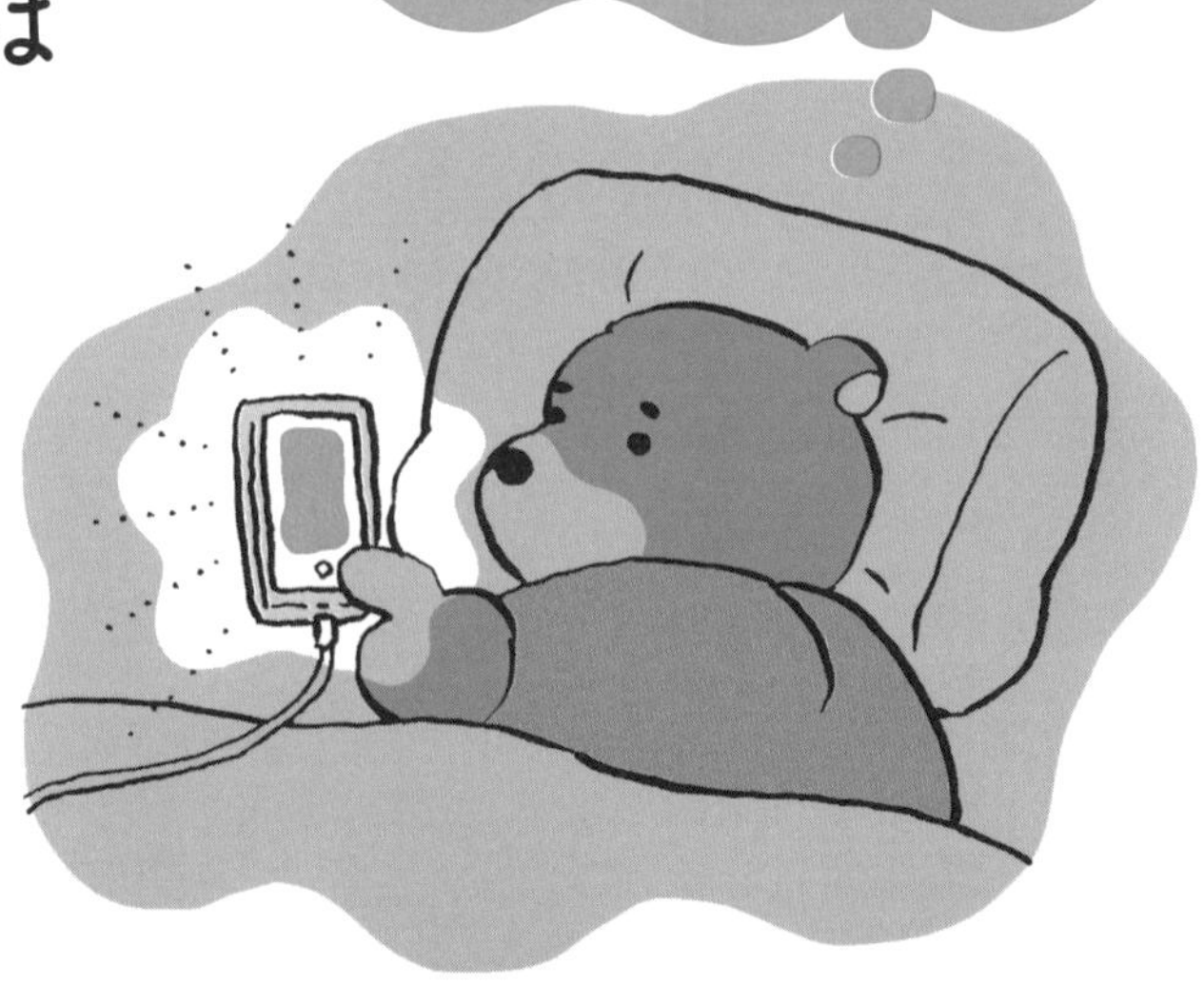

不眠の悩みを抱えた人からは「眠る前にスマートフォンやパソコン、タブレットを見ている」という声がよく聞かれます。

不眠の自覚がない人でも、メールやSNS、動画、ゲームなど、眠る寸前までスマートフォンやパソコン、テレビを見ている人は多いのではないでしょうか。

これらの液晶画面は「ブルーライト」と呼ばれる強い光を放っています。その光は目の網膜に強い刺激をもたらし、眠りを遠ざけてしまいます。

不眠の症状の1つに、眠りが浅いために途中で目覚めてしまう**「中途覚醒」**があります。多くの場合、まどろんでいるうちに再び眠りにつきますが、目が覚めてしまったタイミングでスマートフォンの画面を見てしまうと、**光の刺激によって眠りに戻りづらくなってしまいます**。

ですから、時間を確認したり、再び眠るまでの間だけ……と思って見たりするのでも、避けたほうが良いのです。

ベッド（布団）でスマートフォンをいじると、脳がベッドとスマートフォンの操作をセットで記憶し、ベッドで目が覚めやすくなります。ベッドでいじるのはやめ、「ベッド＝眠る場所」と脳に覚えさせるようにしましょう。

Check 8

食事をとった後に
ついつい眠ってしまいます

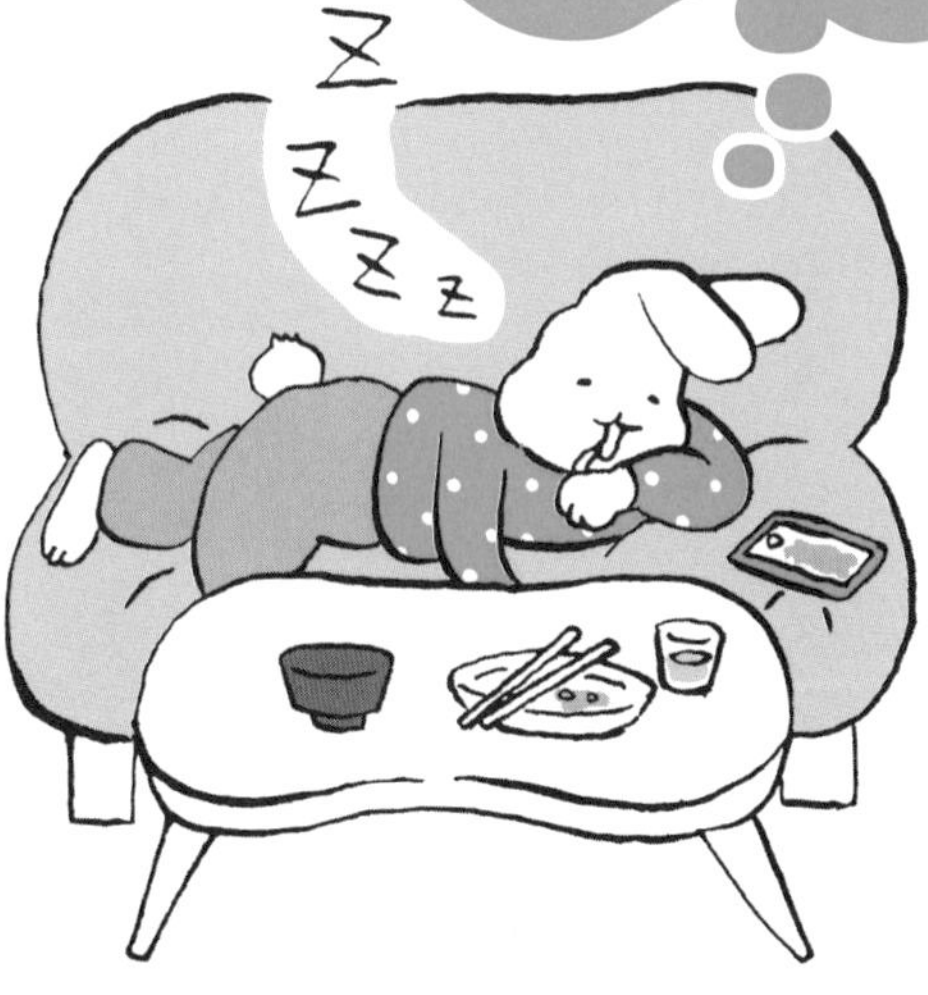

NG

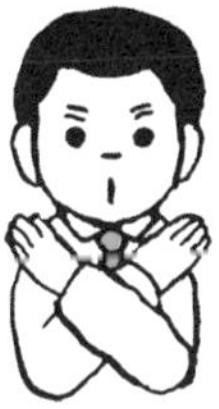

眠りたいときに
眠れなくなる原因に!

帰りの電車の中でうつらうつらしたり、食後にソファなどに座ったまま、ついうたた寝をしたり……といった経験がある人もいるのではないでしょうか。

〝寝落ち〟という言葉通り、眠気に誘われるようにうたた寝をするのは何とも気持ちの良いものですが、それが習慣になってしまうと本睡眠に支障が出てしまいます。

眠気と睡眠の深さには相関関係があり、起きている時間が長くなるほど、**体内では睡眠を欲する力とも言うべき「睡眠圧」が溜まって眠気が強くなり**、まさしく「泥のように」深い眠りが得られます。

食後にうたた寝をしてしまうと、せっかくそれまでに溜めた睡眠圧が下がってしまうので、その後にいざ眠ろうとしても、寝つけなくなってしまいます。

仮眠は本睡眠の8時間前までには済ませるのが原則です。

食後にもし眠くなった場合には、うたた寝はせずに、普段の就寝時間より多少早くても、そのまま本睡眠をとってしまうのが得策です。

本睡眠として深い眠りを得た後にはすっきりと爽快な目覚めが得られ、起床後のパフォーマンスも向上するはずです。

Check 9

仕事終わりに
がっつり系の食事を
お腹いっぱい食べたい！

NG

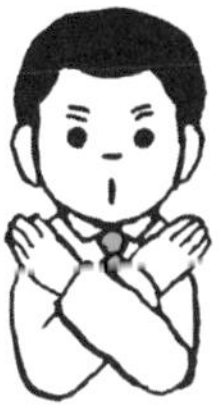

消化のために内臓が
フル稼働して眠れない

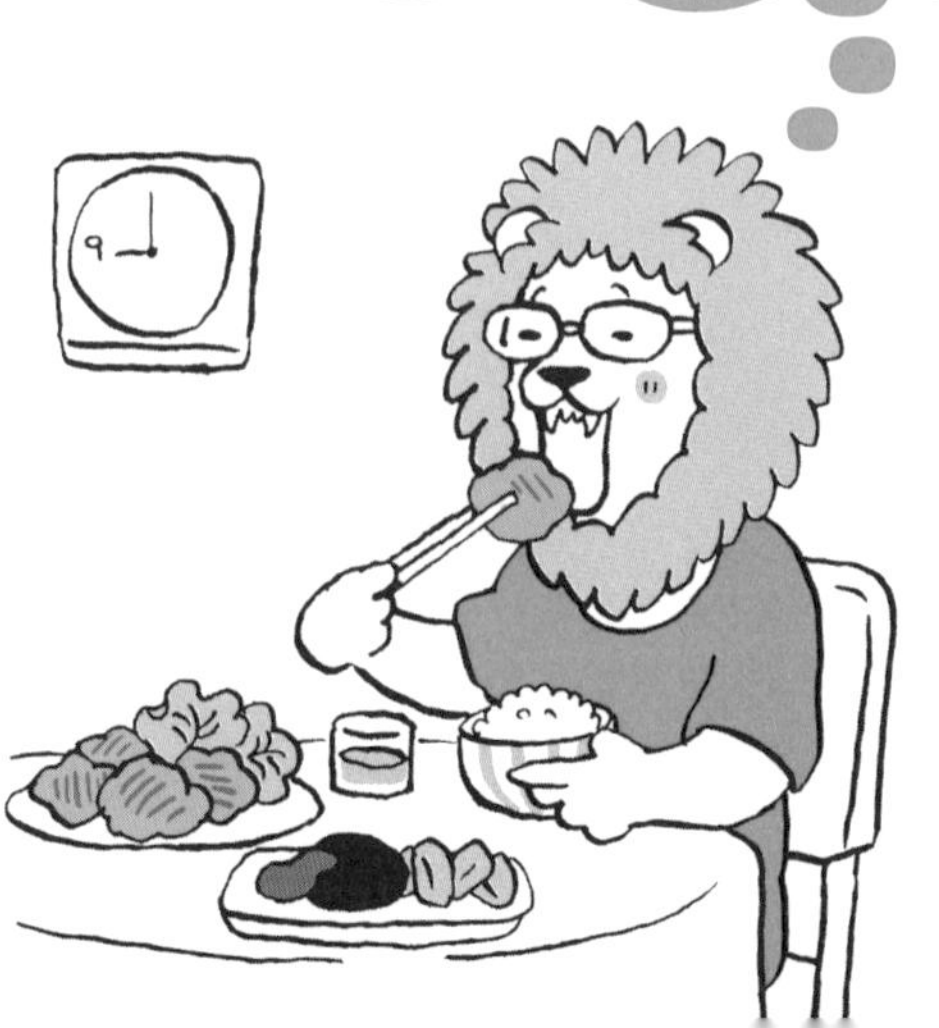

一日の食事で、終業後の眠る前の食事をいちばんしっかりとる人も多いと思います。しかし、塩分や糖分を多く含むようなボリュームのある食事をとると、消化のために胃腸の活動が活発になり、血糖値も上がるので目が覚めてしまいます。

よく眠るために、**高カロリーの揚げ物や炭水化物の多い食事、味の濃い食事は、眠る3時間前まで**にとりましょう。眠るまでの長い時間、何も食べていなかった場合には、ヨーグルトやフルーツ、サラダを食べるのをおすすめします。サラダにかけるドレッシングは、塩分の少ないものやノンオイルのものにしましょう。

そうはいってもつき合いや宴会の席もあるでしょうし、お酒を飲んだ後に締めとしてラーメンを食べるのが好きな人もいます。とくにラーメンは糖分や脂質が多く内臓の負担になるため、可能であれば日本そばなどの胃腸にやさしいものに変更すると良いでしょう。

中には「がっつり系の食事や飲酒が習慣になっていて変えられない」という人もいるかもしれません。しかし、体への負担を減らし、消化の良いものを選ぶようにしていくと、結果的によく眠れて仕事の効率アップも感じられ、食事への意識もだんだん変わっていくでしょう。

おわりに

良い眠りであなたらしい人生を

ここまで、クロノタイプと働き方に合わせたスケジュールの組み立て方などを紹介しました。そのほかにも、クロノタイプや働き方にかかわらず、睡眠の質を上げるポイントについて解説しました。

多くの人は、眠りが大切なものだとわかっていると思います。

そういった意味では、睡眠は誰もが等しく持っている〝武器〞であり、本書で紹介したのは、この武器を使いこなすためのテクニックです。それを自分のものにするには、良い眠りのために何が必要なのかを知ることが始まりです。

たとえすぐに実践できなくても、食事のコントロールや適切な仮眠のとり方などを知り、できることから取り入れていけば、有効なリカバリーの手段として役に立つものになります。

少しずつでも眠りのための習慣を実践できれば、仕事のパフォーマンスも上がっていくでしょう。次第にまわりからの評価も上がり、それによって精神も充足するという、好循環が生まれます。

眠りとは、それほど大切な休息時間であり、深い眠りがあってこそ、目覚めた時間がいっそう輝くものになっていくのです。

近年、社会はさまざまな変化を迎えています。働き方や意識のありようが変わる中で多様化が進み、自分なりのライフスタイルを選べる機会も増えてきています。そこで何を選択し、人生を、そして眠りをどうデザインしていくかはあなた自身です。

良い眠りは健康な心と体をつくり、あなたらしい人生を支える基盤となります。さらには、新たな世界の扉を開くきっかけにもなることでしょう。

ニューロスペースCEO　小林孝徳

小林孝徳（こばやし・たかのり）

一般社団法人日本睡眠教育機構認定上級睡眠健康指導士。
自身の睡眠障害の実体験をもとに、この大きな社会課題を解決したいと決意し、2013年に株式会社ニューロスペースを創業。これまで、健康経営や働き方改革を推進する企業130社2万人以上のビジネスパーソンの睡眠改善を支援。一人ひとり最適な答えが異なる睡眠を、いかに楽しくデザインし改善するかの仕組みづくりを専門としている。著書に『ハイパフォーマーの睡眠技術 Sleep Skill』（実業之日本社）がある。Forbes Japanオフィシャルコラムニストも務める。

本文・カバーデザイン	田山円佳、鄭 在仁、石堂真菜実（スタジオダンク）
執筆協力	藤田都美子、杉浦美佐緒
イラスト	伊藤ハムスター
構成・編集	スタジオダンク
校正協力	ぷれす

睡眠パターン × 働き方で導く!
あなたの良眠ナビ

監修者　小林孝徳
発行者　池田士文
印刷所　株式会社光邦
製本所　株式会社光邦
発行所　株式会社池田書店
〒162-0851
東京都新宿区弁天町43番地
電話 03-3267-6821（代）
FAX 03-3235-6672

落丁・乱丁はお取り替えいたします。

ISBN 978-4-262-12407-0

[本書内容に関するお問い合わせ]
書名、該当ページを明記の上、郵送、FAX、または当社ホームページお問い合わせフォームからお送りください。なお回答にはお時間がかかる場合がございます。電話によるお問い合わせはお受けしておりません。また本書内容以外のご質問などにもお答えできませんので、あらかじめご了承ください。本書のご感想についても、当社HPフォームよりお寄せください。
[お問い合わせ・ご感想フォーム]
当社ホームページから
https://www.ikedashoten.co.jp/

23000011